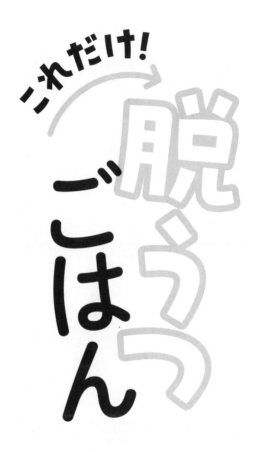

これだけ! 脱うつごはん

管理栄養士
岡城美雪
イラスト／黄身子

Gakken

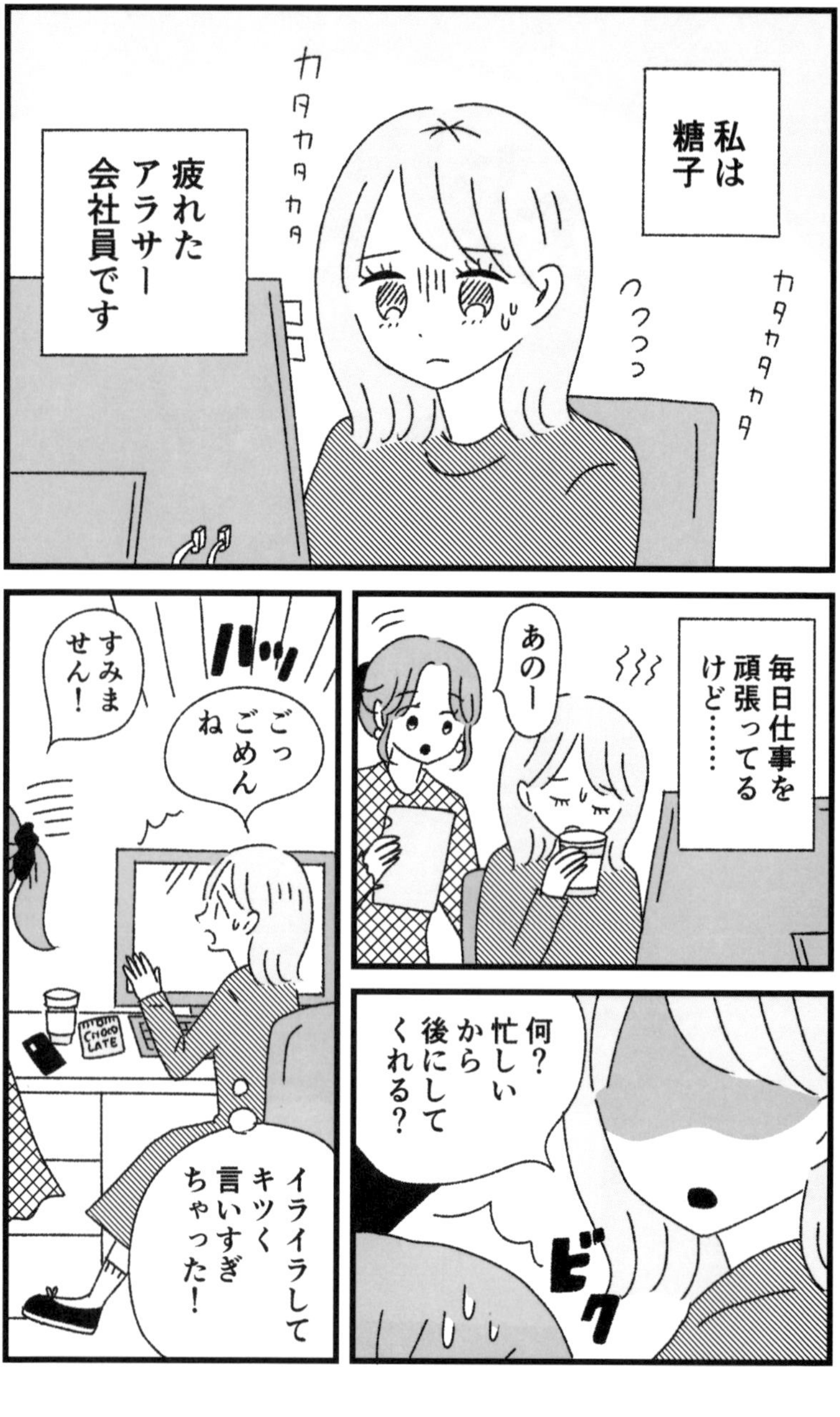

私は糖子
カタカタカタ
疲れたアラサー会社員です
カタカタカタカタ
つつつつ
毎日仕事を頑張ってるけど……
あのー
何？忙しいから後にしてくれる？
ビク
ハッ
ごっごめんね
すみません！
イライラしてキツく言いすぎちゃった！
CHOCOLATE

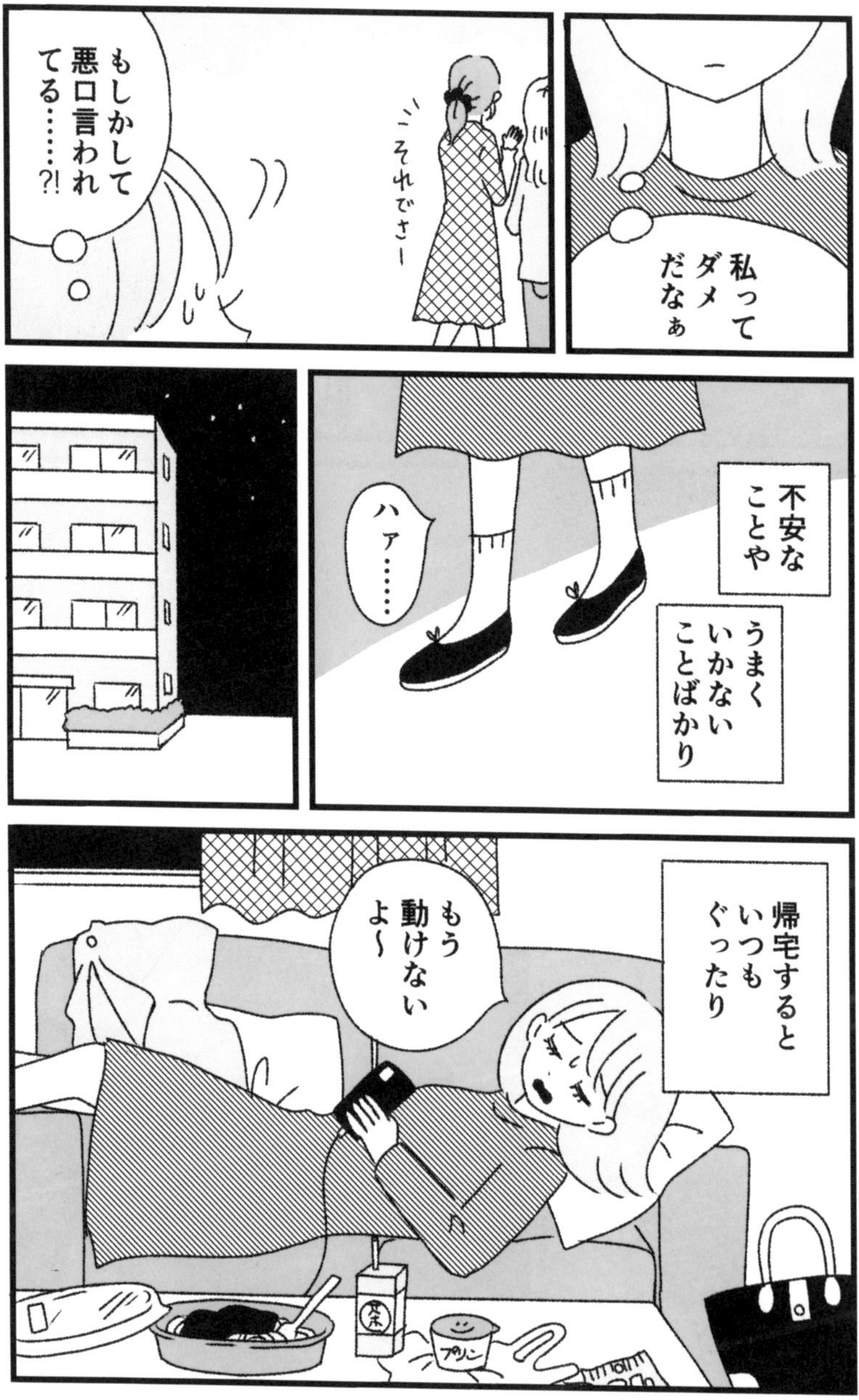
私ってダメだなぁ
それでさー
もしかして悪口言われてる……?!
不安なことや
うまくいかないことばかり
ハア……
帰宅するといつもぐったり
もう動けないよ～
プリン

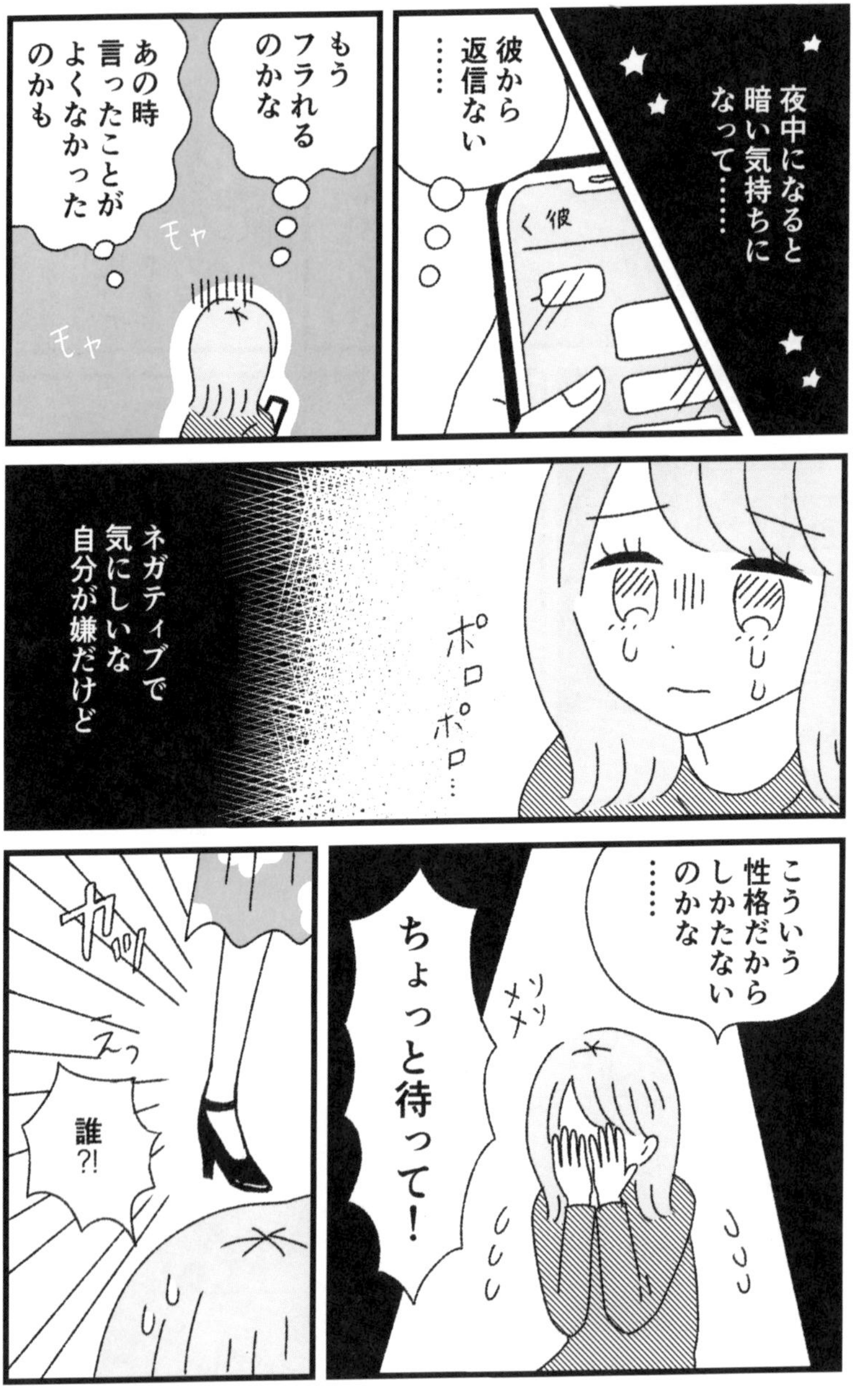
夜中になると暗い気持ちになって……
彼から返信ない……
く 彼
もうフラれるのかな
あの時言ったことがよくなかったのかも
モヤ
モヤ
ネガティブで気にしいな自分が嫌だけど
ポロポロ…
こういう性格だからしかたないのかな……
メソメソ
ちょっと待って!
カッ!
えっ
誰?!

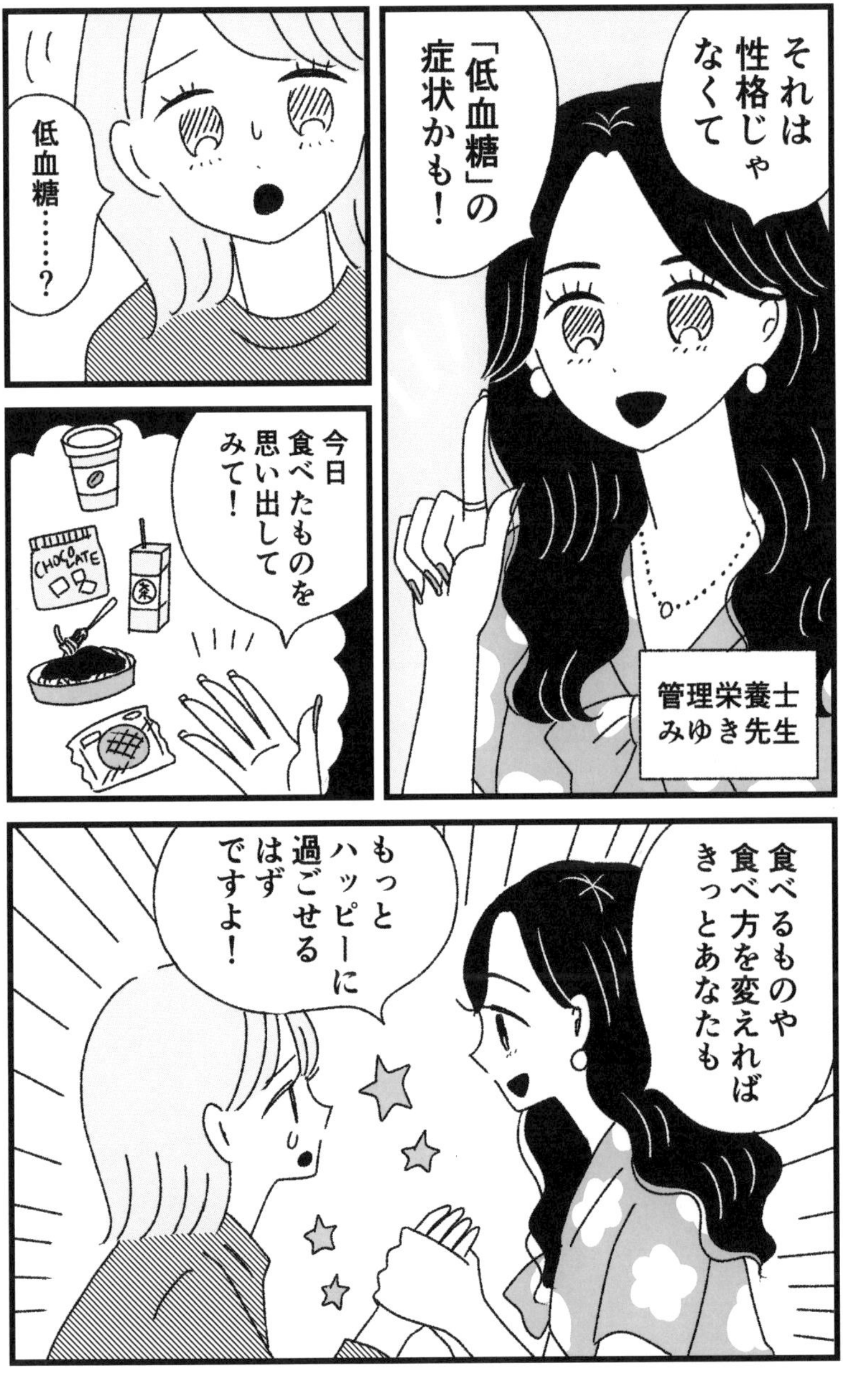

それは性格じゃなくて
「低血糖」の症状かも！
管理栄養士
みゆき先生
低血糖……？
今日食べたものを思い出してみて！
CHOCOLATE
食べるものや食べ方を変えればきっとあなたも
もっとハッピーに過ごせるはずですよ！

はじめに

食事と栄養のプロだから知っている！簡単メソッド

「あの人、私の悪口言ってるんじゃないかな」

「嫌われるのが怖いからやめておこう」

「ああ、もう私に幻滅したかもしれない……」

あなたは先ほどの漫画に出てきた糖子のように、こんなことを今まで思ったことはありませんか？

実はこれ、物心ついたときから数年前までの間、私の頭の中で毎日のように溢《あふ》れていた言葉たちです。自分のことしか考えないような4〜5歳くらいの頃から、私の頭はいつも「不安」「人からどう思われるか」「嫌われたくない……」そんな思いでいっぱいでした。

こんにちは、管理栄養士の岡城《おかじょう》美雪《みゆき》です。本書を手に取っていただき、本当にありがとうございます。

ところで私は、精神科医や心療内科など心を専門に扱う医師ではありません。ただ実は栄養こそメンタルについてはとても大事であり、食事や栄養の専門家である管理栄養士の私だからこそ提案できる解決策があるのです（本書は医師の監修も入れています）。

従来のメンタル系の本にはあまり出ていないことも、なるべく盛り込んだつもりです。詳しくは本編でじっくり触れますので、ご期待くださいね。

また、食べ物でメンタルを解決する本はそこまでたくさんではありませんが、何冊か出ています。ただ、ビタミン、ミネラルはじめ多種多様の栄養素の話が載っていまして……。

もちろん、載っていることをなるべく実践すればするほど効果が出るとは思いますが、やることが多すぎるし、続かない気もしなくはありません。

これも後で詳しく解説しますが、**私の提案するメソッドは血糖値に注目することがほとんど。でも効果は高く、これまで指導した多くの方がそれを証明しています。**

また、血糖値というと高いのはとにかくダメだと思われる方が多いでしょう。もちろん高いのはよくありませんが、逆に**低い状態である「低血糖」こそ要注意**なのです。低いとダメなの？と意外に思われた方ばかりかもしれませんが、これについても本編で詳しく解説しますね。

私も周りの多くの方も、食事だけで劇的に変化！

きっとこの本を手にしたあなたは、不安な気持ちになりやすく、すぐに自分より周りのことばかり考えてしまう優しい人だと思います。と同時に、すぐにメソメソくよくよしているような、自分をどうにかしたいと思っている人なのではないでしょうか。

私も自分のことを「ネガティブな性格」と思い込んで、何十年も生きてきました。

そんな中で栄養の勉強をするようになると、血糖値とメンタルの関係を知りました。そして、食べるものや食べ方を変えていくことで漠然とした不安がみるみる減っていき、人の目なんてどうでもよくなっていったんです。

その結果、多数決ですら人が多いほうにしか手を挙げられないほど自分に自信がなかった私が、妊娠を機に何のアテもなく会社員を辞めて、0歳・未就園児を抱えて起業。その後2人のママをしながら、会社まで立ち上げてしまいました。

今は勉強して大好きになった栄養学を、講座やカウンセリングを通して教えることや、同じ志を持つ講師の育成を仕事としています。

引っ込み思案で、子どもの頃から目立たないように生きていた私が毎日のように人前で話しているので、これには両親が一番びっくりしています（きっとこの本を手にして、ひっくり返りそうになっていることでしょう）。

そしてこんな奇跡のような変化は私だけではなく、クライアントさんにも次々と起こっています。

そんな様子を日々目の当たりにして、「これはもっとたくさんの人に知ってもらう必要がある！」と感じ、その思いから今回こうして本という形で届けることができる運びとなりました。

今、不安の強い自分を責めてしまっているあなたも大丈夫です。食事で人生は変えられます！　ぜひ、ワクワクしながら本書に載せていることを、実践していってみてください。

２０２３年12月　岡城美雪

CONTENTS

目次

はじめに

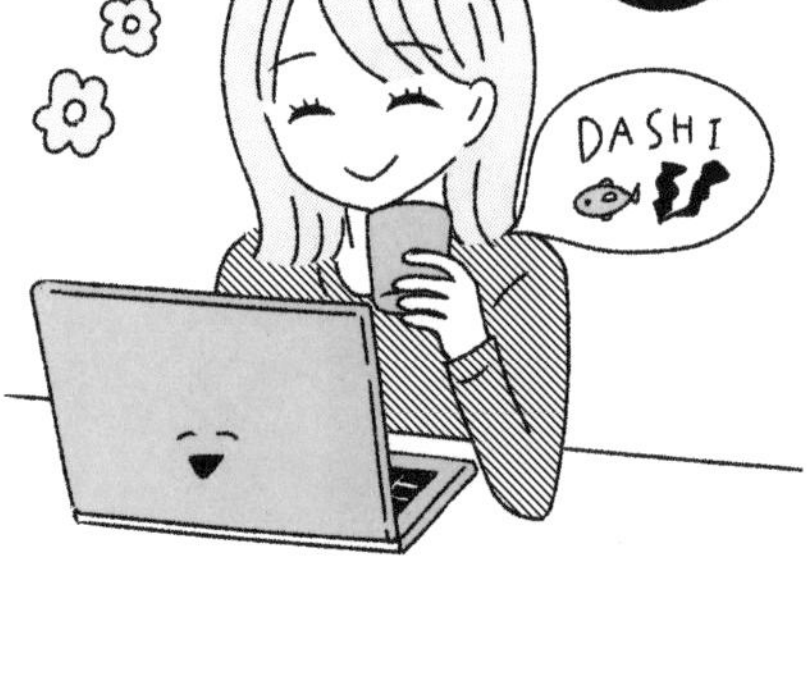

第1章

あなたのネガティブの原因、性格ではありません。

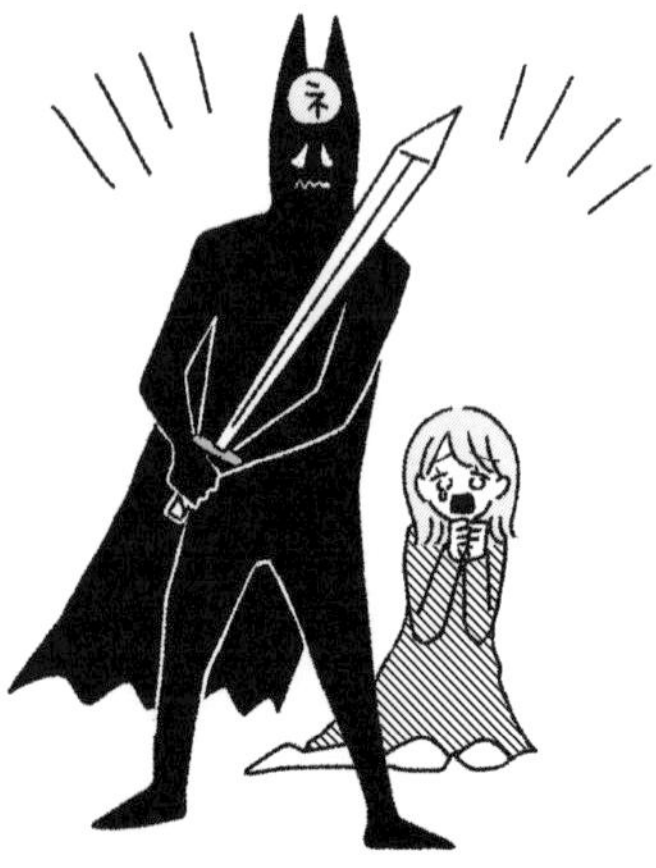

CONTENTS

第2章 不安の多くは低血糖が原因

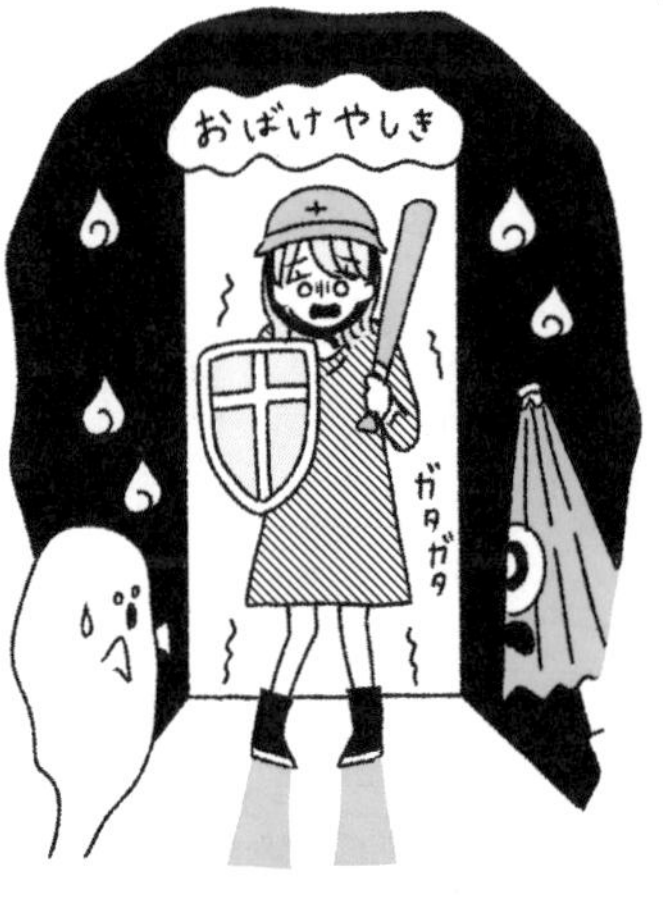

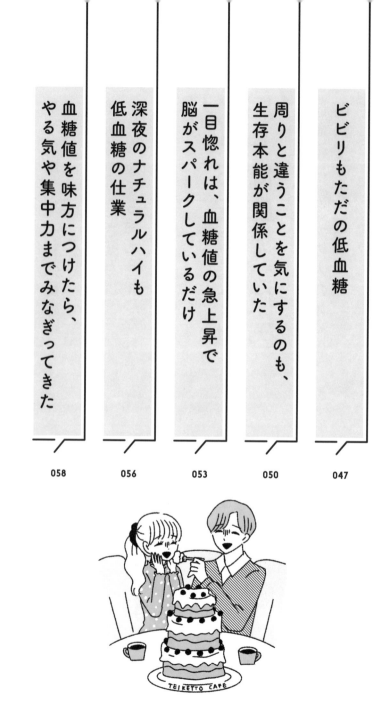

TEIKETTO CAFE

CONTENTS

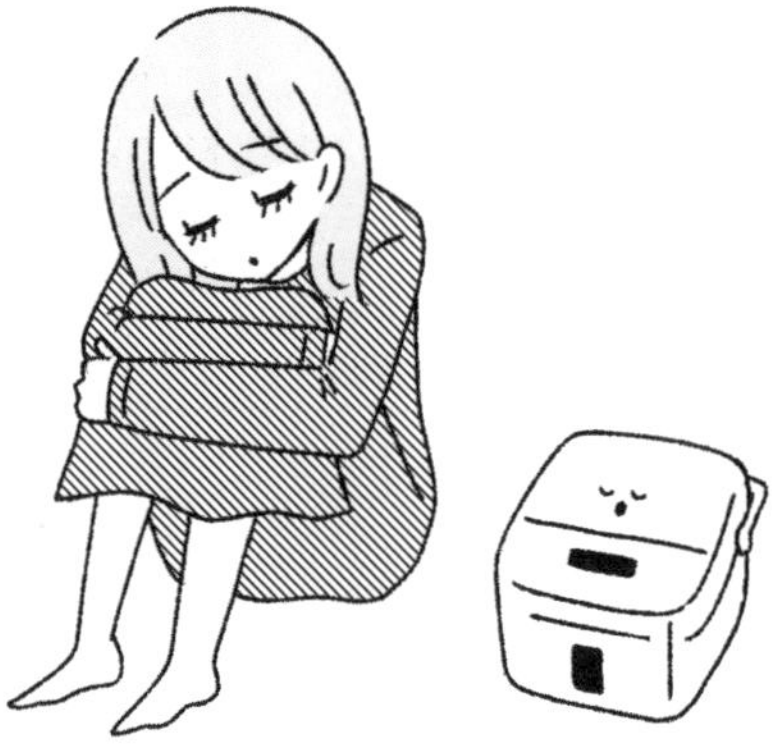

第3章 低血糖は食べ物が生み出している

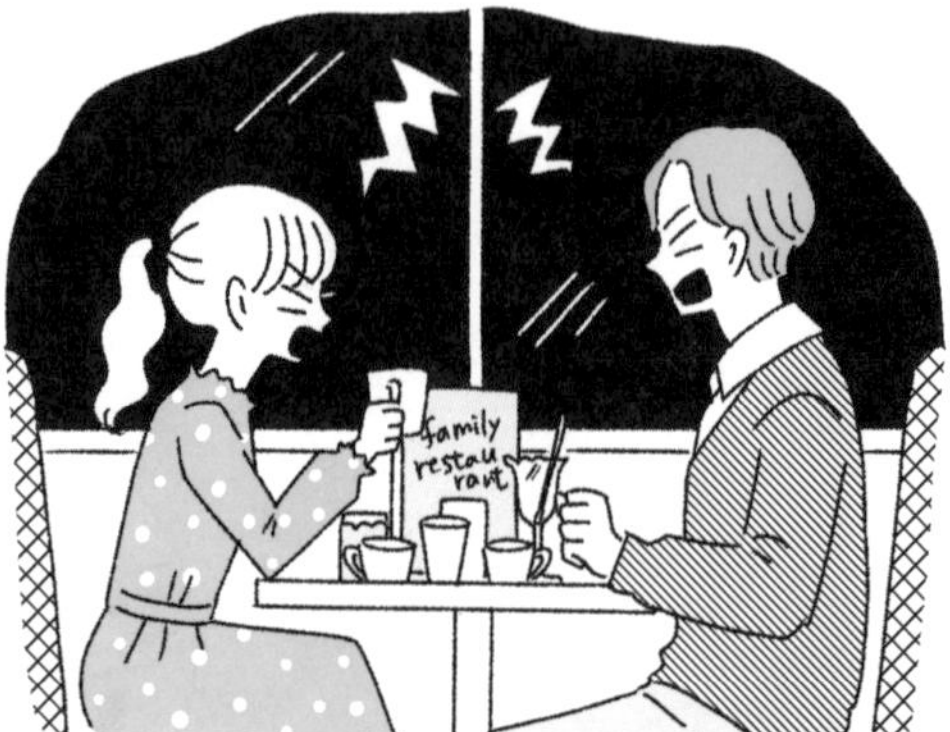

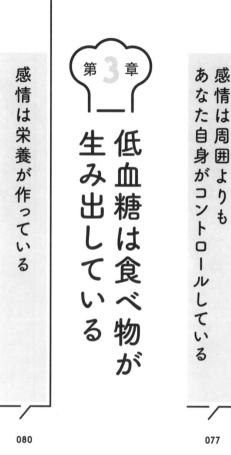

CONTENTS

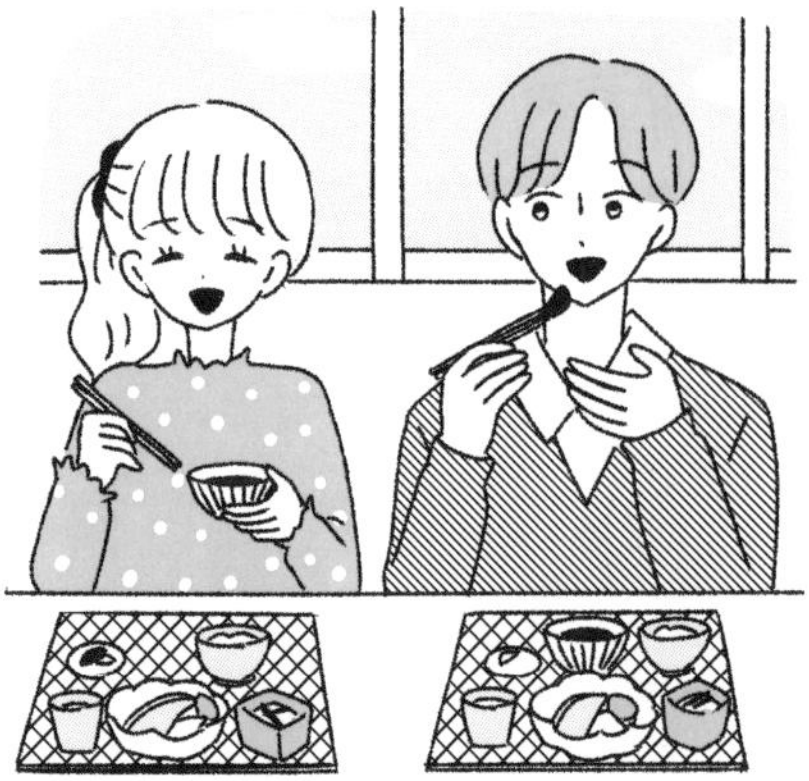

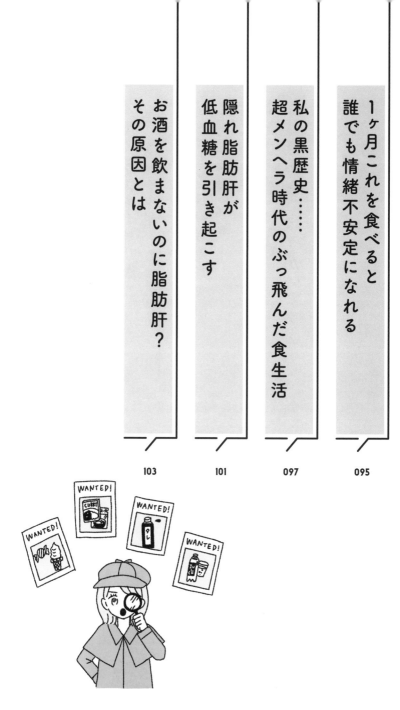

WANTED!
WANTED!
CURRY
WANTED!
タレ
WANTED!

CONTENTS

第4章
あなたが今まで心の不安が治らなかった理由

第5章 いよいよ実践！ 鋼のメンタルを手に入れる食事法

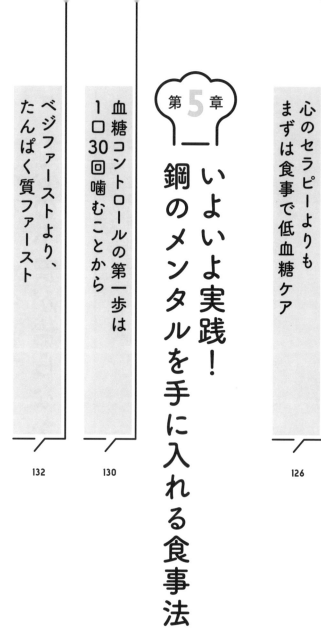

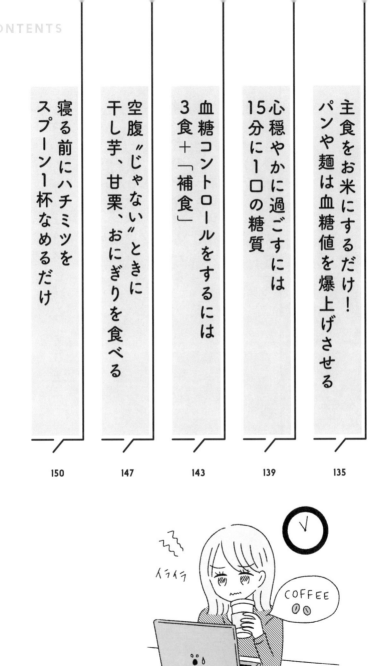

イライラ
COFFEE

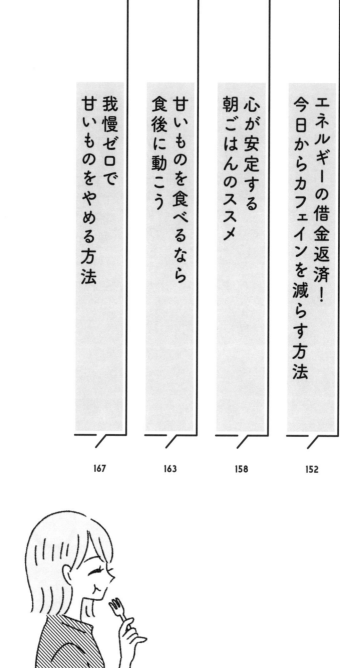

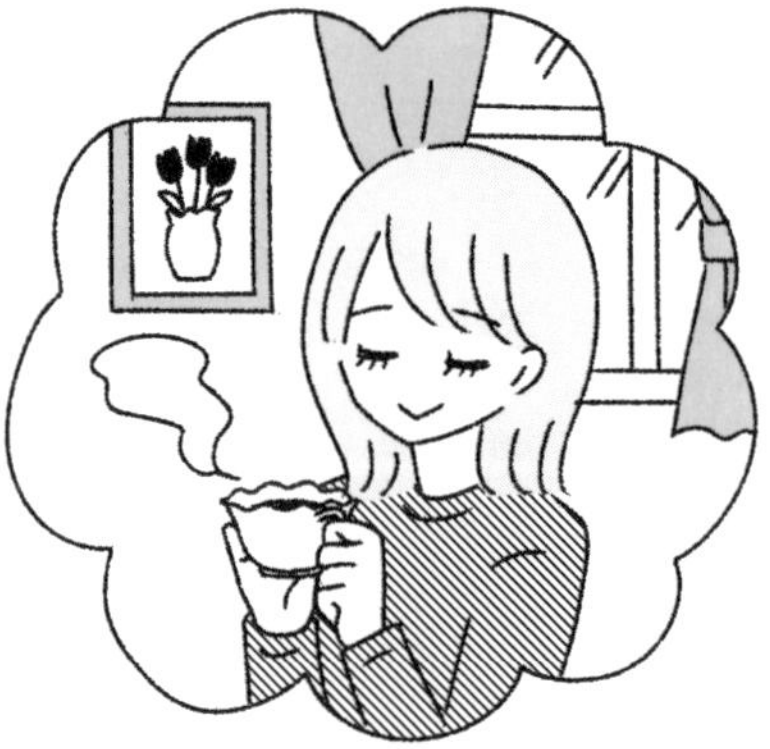

装丁デザイン　西垂水敦、市川さつき（krran）
本文デザイン・DTP　荒木香樹
校　正　合田真子
企画協力　長倉顕太、原田翔太（The Authors' Club）

第1章

あなたのネガティブの原因、性格ではありません。

「性格」というより「食べ物が作った症状」である

最初にも少しお伝えしたように、私は子どもの頃からずっと不安が強く、人目が気になって言いたいことも言えないようなタイプでした。

物心ついたときからひどい人見知り。人前には絶対に立ちたくないと思っていたので、小学生のときに運動会の騎馬戦で上に乗ってみたかったけど「やりたい」と怖くて言えませんでした。応援団になってかっこよく旗を振ってみたかったけど、結局やりたくもない地味～な用具係という雑用的なポジションになったりも。

授業中は答えがわかっても絶対に手を挙げない、話し合いでは一切発言しない。それは自分の意見を言うことで変な空気になったらどうしよう、嫌われたらと思うと怖かったからです。

そしてこれは**学校だけではなく、家でもそうでした。**

成績が悪いと怒られるのが怖くて、やりたいなんて一度も思ったことがないけど、褒められたいがために勉強をしていたんです。テストも点数がよいものから出すようにしたり、よくないものは必死に隠したり。親に点数の悪いテストを見せるのが怖すぎて、インフルエンザになったこともあったほど（笑）。

学校であったことも、褒められそうなよい話だけをしていました。部活で試合の出場メンバーに決まったことや、先生から褒められた話などです。

ここまで聞くと「思春期だから」と思われる人もいるかもしれませんが、**大人になってもそのままウジウジメソメソしちゃったりすることが、日常のままの人もいる**のではないでしょうか。

実は私も、ネガティブを引きずったまま大人になりました。友達と食事や飲み会へ行って帰ってくると「あのときなんであんなこと言っちゃったんだろう」「私のあのときの言動で嫌な気持ちになってないかな」「私のこと嫌いなのかもしれない……」と、ぐるぐる答えの出ない〝一人反省会〟を何度も繰り返しては泣きたい気持ちになっていたんです。

SNSを見ては「なんで私だけこんなに人生上手くいかないんだろう」「みんな楽しそうで羨《うらや》ましい」。そう思いながら深夜にひたすらネットを徘徊しては落ち込んでいました。

彼氏ができても深夜に突然「振られたらどうしよう」という恐怖に襲われて号泣したり。もちろん、**何も酷いことも嫌なこともされていないのに**、です。

今思うと笑えるくらいネガティブを極めていたなぁとは思いますが、当時は全て本気で「私の性格がダメなんだ」と思って生きていました。

そんな私が**食事を変えることで不安に思うことがほとんどなくなり、自分がやりたいことをどんどん叶えられるようになりました**（そのメカニズムなどは、後ほど解説します）。

ネガティブのプロと思い込んでいる私が感じていた「不安」「恐怖」「人目が気になる」——**数々の感情は性格じゃなくて【症状】だった**と知ったとき、気持ちがものすごく楽になったんです。

と同時に、不安が強くてネガティブな人やイライラしやすく理不尽に怒っている人を見たときに「どんなものを食べてるかな？」「何か症状が起こってそうだな」と、相手を俯瞰《ふかん》して見ることができるようになりました。

その結果、自分だけではなく人に対しても寛大になり、人に優しくすることができるようになったんです。

つまり、あなたが「この人嫌い」「性格悪いな」と思うことがあったとしても、それは相手の性格が嫌なのではなく、単に症状に対して嫌と感じているだけかもしれません。しかもその症状は、食べ物が作っていると知ったら？

こんなふうに**感情と身体の関係を知ることで、人間関係もどんどん楽になる**

と思いませんか？

ネガティブ感情は命を守るために存在する大事なもの

そもそもネガティブ感情って何のために存在するのか、あなたは知っていますか？

最近では自己肯定感を上げることや、ポジティブになることへ意識を向けている方が多い印象があります。それゆえに「ネガティブは悪」と思ってしまっている人も多いのではないでしょうか？

でも実はネガティブ感情があったからこそ、私たちは今生きることができているんです。

ちょっと想像してみてください。あなたの家の近くに、刃物を持った逃走中の殺人鬼がいたとします。当然怖いし、外に出ようなんて全く思わないですよね？　全ての窓や扉の鍵を閉めて、周りの様子にも意識を向けるはず。

こんなときに笑いながら外に飛び出したとしたら、命を失うリスクが圧倒的に高くなります。

こういった命の危険が迫っているときには、生存率を上げるために不安や恐怖などの感情が出ます。なぜなら私たちは、命を守ることが最優先とプログラムされているからです。

つまり、**ネガティブ感情とは「命を守る」というのが本来の役割。必要があって出ているため、感情自体にはよいも悪いもありません。**

ところが、いざというときに必要なはずのネガティブ感情が、日常でもずっと出ているとはどういうことなのでしょう。

あなたの身体がいつもいつも、「身の危険を感じている状態（かなり強く出てしまうと、生きるか死ぬかだと思っている状態）」ということです。

この状態を私はよく「熊に襲われているのと同じ」と表現しています。普段どれだけ明るくポジティブな人だとしても、熊に襲われたら恐怖でいっぱいになり、我を忘れてしまっても当然だと思いませんか？

まさか熊に目をつけられて怖がっている姿を見て、「あの人怖がりだね」「ネガティブな性格なんだね」とは誰も思わないでしょう。

これがネガティブ感情の本来の役割で

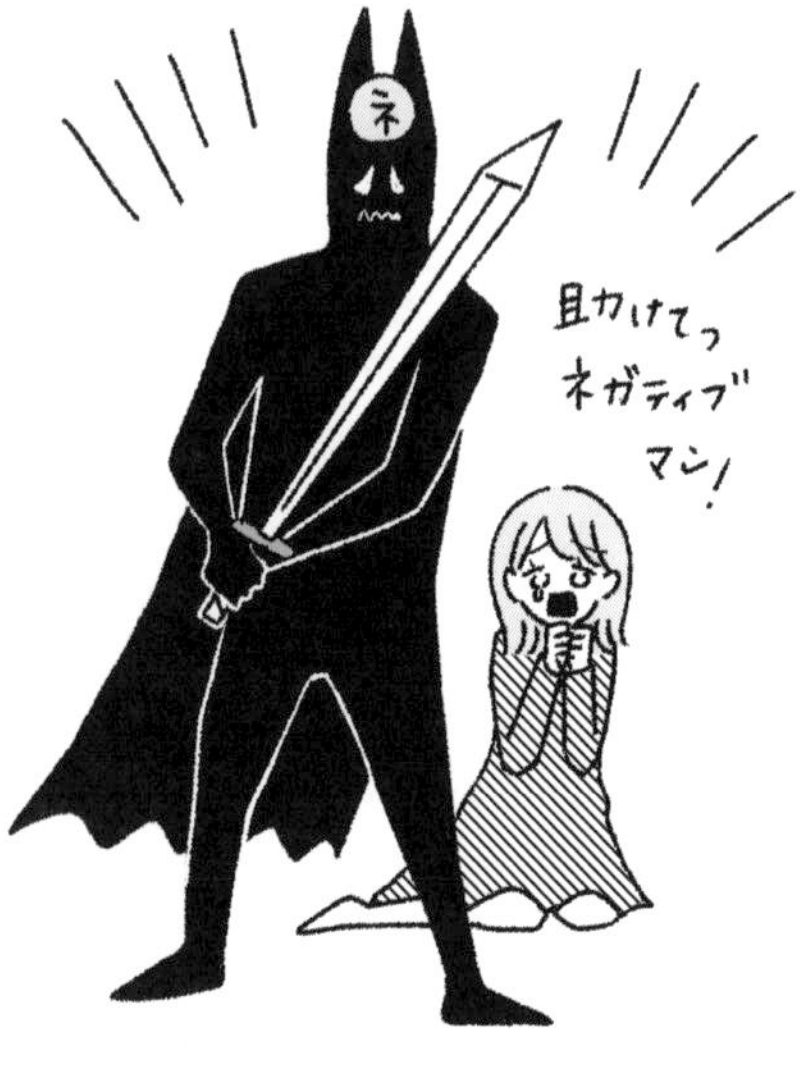

す。**そう思うと感情に対して自分を責める必要はなくなります**し、自分を守ろうとしてくれている自分の心身が、愛おしい気持ちになるのではないでしょうか。

ネガティブ感情が出やすい「時間帯」と「理由」が存在する

漠然とした不安感や無性にイライラする感覚が、ある一定の時間に起こることはないでしょうか。

今まであまり注目したことがない人も多いかと思いますが、実はこの**感情が起こるタイミングが大きな鍵となります。**

そこでちょっとお聞きしますが、あなたのネガティブ感情が出るときは「空腹時」「夕方」「深夜」が多くありませんか？

もっと具体的にお伝えしますね。例えば次のような経験を、あなたもしたことがないか考えてみてください。

- 悪夢を見て起きた瞬間から不安な気持ちになったり、鬱々《うつうつ》としたりする
- 空腹でイライラしたり、不機嫌になったりする
- 残業中、無性に腹が立ってきて部下にキツイ言い方をしてしまう
- 夕飯を作っているときに、子どもにイラついて怒ってしまう
- 夜にＳＮＳを見て、やりきれない気持ちになる
- 深夜に悲しい気持ちになったり、漠然とした不安感に襲われたりする
- 夜中に目が覚めて怖い気持ちになる

人によっては「私の生活、どっかでのぞき見してるんですか？」と思うくらいドキッとしたのではないでしょうか。私のセミナーやカウンセリングの受講生の皆さんにこのような話をすることがあるのですが、「当てはまりすぎて怖いです」と言われることもあります（笑）。

それもそのはず。身体の仕組みがわかると、**ある程度の時間とタイミングで、**

どんな感情が起こるのか予測がついてしまうからです。そして私もバッチリ経験してきましたから、あなたの気持ちがよーくわかります。

特に小さな子どもを持つお母さんたちから「子どもに対して必要以上に怒ってしまうのをやめたいのに、結局また同じことを毎日繰り返しているんです」というような相談も受けます。でも**生理反応だとわかれば、対策を講じることができるし、自己嫌悪になる必要もなくなっていきます。**

そもそも**夕方や深夜というのは、肝臓に溜められているグリコーゲンという「糖の貯金」が減少しやすい時間帯なので、低血糖が起こりやすくなります。**

血糖値が下がりすぎると身体は昏睡状態になってしまい、死の危険があるため（通常の日常生活内ではもちろんここまでのレベルの低血糖はなかなか起こりませんが）**ホルモンを出して、何とかして血糖値を上げようとする**わけです。

そんなときに増えてくるのが、アドレナリンやノルアドレナリンといった交感神経系を司るホルモンたち。イメージとしては、毛が逆立って「シャーッ！」と歯をむき出しにしている猫の状態。

そのため、日頃から低血糖を起こしている人は必要以上にアドレナリンを出して目つきが悪く、早口で前のめりで、見た目にも圧が強い印象だったり、筋張っていたり、肩も背中もガッチガチになりがちなはず。

そこで、**感情的になりやすい時間帯とタイミングを聞いて、低血糖を起こしそうなパターンであればビンゴ！**という感じで推測できるわけですね。

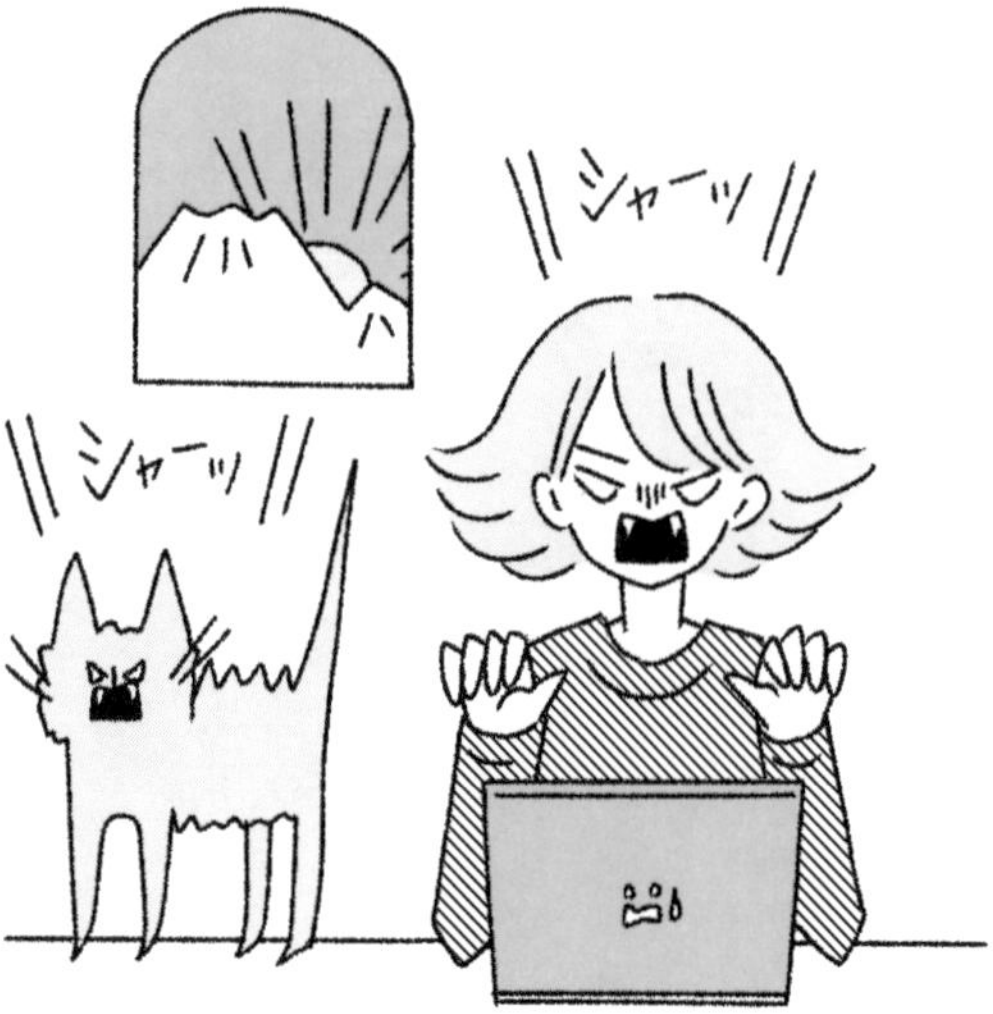

生理反応と思考は無関係

あなたは自分がどんな性格だと思っていますか？　私は血糖値とメンタルの関係性を知るまでは「不安が強い」「傷つきやすい」「人目を気にする」「自信がない」などと、自分がネガティブな性格なのだと信じ込んでいました。

完璧主義で自分にも人にも厳しく、心が狭くて嫌になることもしばしば。自分のことが本当に嫌いで仕方なかったんです。

ところが、これが**ただの生理反応による感情だとしたら？**　本当の感情じゃないとしたら？　あなたが悪いわけでもないし、そこで出てくる感情に対して、あれこれ考える必要性もありません。

鼻にホコリが入ればくしゃみが出るように、暑ければ汗をかくように、**低血**

糖が起こると身体は命を守るためにネガティブな感情を出します。

先ほどお伝えしたように夕方や深夜は低血糖を起こしやすい時間帯で、不安や恐怖感が出やすくなります。そのためこの時間に感情的になってしまう人が多いのですが、「深夜の涙は汗と一緒」とよく私の講座などの受講生にも話しています。

夜遅くになんだか不安になって、ネットで検索魔となり、いろいろ調べて余計怖くなって涙が出てくる。だけど一晩寝て朝を迎えたら「昨日なんであんなに悩んでたんだろう……」。そんな経験、ありませんか？　これはまさに〝感情ではなく症状〟のわかりやすい例です。

このように身体の仕組みを知っていれば、ネガティブな感情が出てきても後から冷静になって振り返ることができるようになります。いちいち自己嫌悪になる必要もありません。

そしてこの知識は自分だけではなくて、人にも使うことができます。

例えばあなたが「この人いつも機嫌が悪くて気を遣うから嫌だな、面倒だな」と思う人がいたとします。ところがよくよく見ると、**その人の側にはいつも、コーヒーやエナジードリンクといったカフェインや甘いお菓子がある**のではないでしょうか。

詳しくは第3章でお伝えしていきますが、口にしている食べ物や飲み物によって感情が変わってしまい、イライラや不安が強くなるケースは多いです。

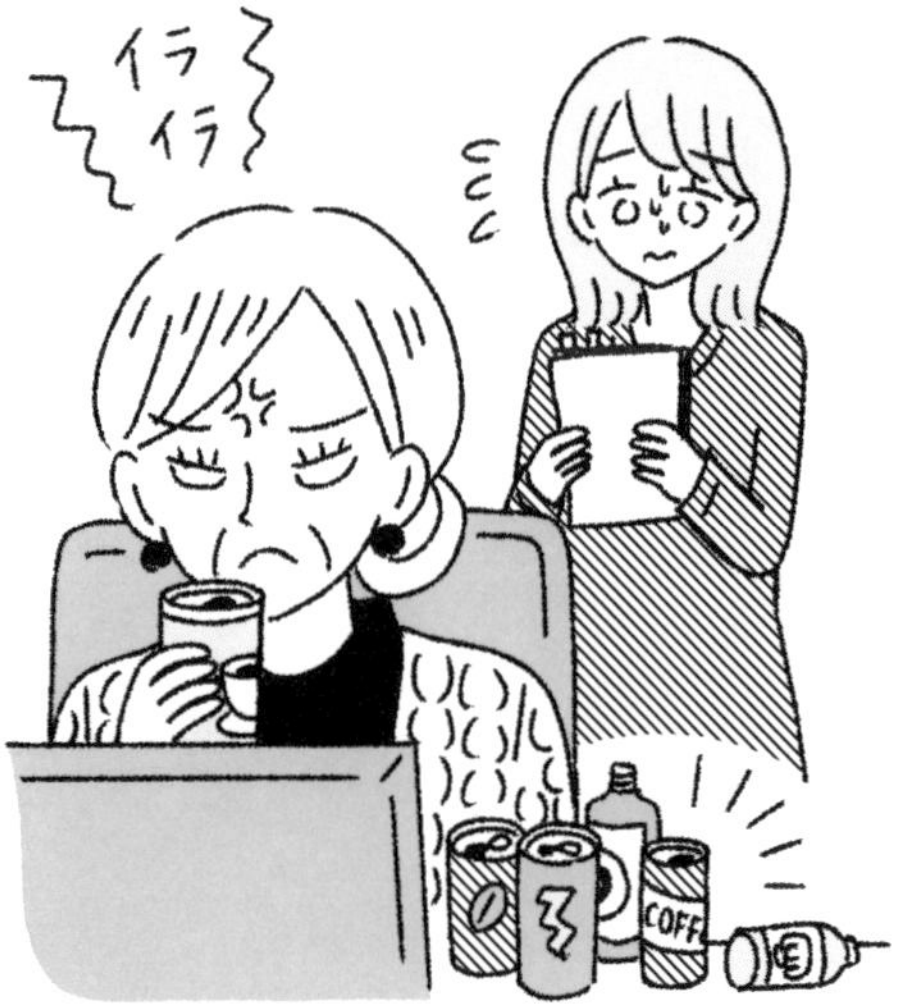

実際、私が会社員時代に働いていた職場で、機嫌が悪いと挨拶をしただけで舌打ちをしてきたり、物を床に投げつけて怒鳴ったりする上司がいました。

当時はただただ怖いと怯《おび》えていましたが、今思い出すとその方は**昼食を摂らずにコーヒーだけを飲んで**昼休みも返上で仕事をしていたんです。つまり、あのときイライラして機嫌が悪かったのは本人の性格ではなく、血糖値が乱れて身を守ろうとホルモンを出していた生理反応だったわけですね。

そう考えると、理不尽に怒られ続けた嫌な記憶も、身体の仕組みを学ぶいい機会になったな、とむしろ感謝の気持ちが湧き上がってきます。

これは大人だけではなく、子どもにも当てはまることです。

あなたも自分の思春期を思い出してほしいのですが、ごはんよりお菓子を食べていたり、ジャンクフードや麺類、丼ものなど糖質が多い食事になっていなかったでしょうか。

平成30年9月発行の生鮮取引電子化推進協議会会報『生鮮ＥＤＩ』第81号掲

載の「キレやすい食事」にて、少年院に入っている少年たちに食事調査をした結果について書かれています。興味深いことに、少年たちに共通していたのは、「朝食は殆どの少年が食べておらず」「昼食は（給食を除けば）カップラーメン、甘い菓子、ハンバーガーなど」「間食として、清涼飲料水（中略）、アイスクリーム、スナック菓子を大量に食べ（後略）」「夕食は焼肉、ハンバーグなどのメニューが多く、野菜はほとんど食べていない」という結果でした。

このように**血糖値が乱れる食生活を送っていると、性格とは関係なくイライラしやすく衝動に駆られるようになり、不安が強くなってしまう**のです。

血糖値を安定させれば、どんな波にも耐える船になれる

さて、ここまで読んできたあなたも「もしかして私のことでは？」と思い始めてきたのではないでしょうか。

普段、セミナーで血糖値についてお話をすると、「私のこと、ずっと監視してますか？」と言われるほど当てはまる人がとても多いです。中でも女性で特に多いのは〝気分の浮き沈みが激しい〟ということ。

そんな私も子どもの頃から気分の浮き沈みが激しく、友達と遊んでテンション高く過ごしたと思えば、帰ってきてぐったり。「もう誰とも会いたくない……」と急に外に出られなくなったりと、**ジェットコースターのようなメンタルで長いこと生きてきました。**

急にやる気が満ち溢れて新しいことを始めたと思えば、突然不安になって深夜に泣きたい気持ちになる……。あなたも経験ありませんか？

これだけを見ると気分の浮き沈みが激しく、機嫌がコロコロ変わる〝情緒不安定な人〟と思われがちですが、これも性格とは限りません。私もかつてはそんな自分が嫌で「なんでもっと穏やかに過ごせないんだろう」と責める気持ちでいっぱいでした。

でも安心してください。**食事を変えればもっと落ち着いた気持ちで過ごすことは可能**です。

人は生きていれば楽しいことも大変なこともあるから、多少の波は誰でも経験します。しかし同時に、この波を穏やかに感じさせることはできるのです。

身体を船に例えると、血糖値を安定させれば、どんな波がやって来ようが揺れは少なくできます。血糖値が不安定なら船も不安定ですから、ちょっとした波でも大きく揺れてしまいます。大きくて頑丈な船だったらいいと言うわけでもなく、小さくても安定感があれば揺れは小さくて済みます。いわば**波は環境の変化のようなもので、自力でコントロールするには限界があります。しかし、血糖値を安定させることで身体（船）を安定させることなら、自力でもできます。**

さあ、血糖値を安定させて、今よりももっと楽に人生を過ごせるようにしていきましょう。

第2章

不安の多くは低血糖が原因

低血糖は糖尿病の人だけに関係するものではない

　ここまでネガティブ感情についての解説をしてきましたが、何度か「血糖値」というキーワードが出てきたことにお気づきでしょうか。実は本書で大きなポイントになるのがこの「血糖値」なのです。

　とは言え、血糖値と聞いてもどういうことなのか？　ピンと来ない人も多いはず。きっと今あなたは「糖尿病の人のことでしょ？　私には関係ない」と思っているのではないでしょうか。

　ところがこの血糖値、特に私がいつも伝えている**「低血糖」は世の中のほとんどの人が関係ある**と言っても過言ではないくらい深くかかわっています。

　この第2章では低血糖による具体的なエピソードを順番に解説していきます。

ぜひ読みながら「同じような経験がないか？」「周りにこんな人がいないか？」考えながら読み進めてみてください。きっと「身体の仕組みって不思議なんだなぁ」と思ってもらえるはずです。

ビビリもただの低血糖

あなたは音や光に敏感ですか？　実はこの感覚過敏にも、血糖値が影響している可能性があるんです。

私も学生時代はものすごい怖がりで、ちょっと話しかけられたり、何かにぶつかったりするだけで、その場でしゃがみこんでしまうほどびっくりしたり叫んだりしていました。

お化け屋敷に行くとやかましいほど叫んだり飛び上がったりと、傍《はた》から見たら嘘くさいリアクションだったと思いますが、全部本気でした（笑）。

当時はもちろん、自分がビビリで怖がりなんだと思っていましたし、まさか血糖値を安定させるだけでこの感覚が変わるなんて思ってもみませんでしたけどね。


実際にテレビのバラエティー番組でも、ビビリな芸能人を集めたドッキリ企画を見たことがありますが、「みんな低血糖を起こしているのでは？」と私は睨《にら》んでいます。

テレビ用なのかもしれませんが、いきなり人が出てきたり大きな音が鳴ったり

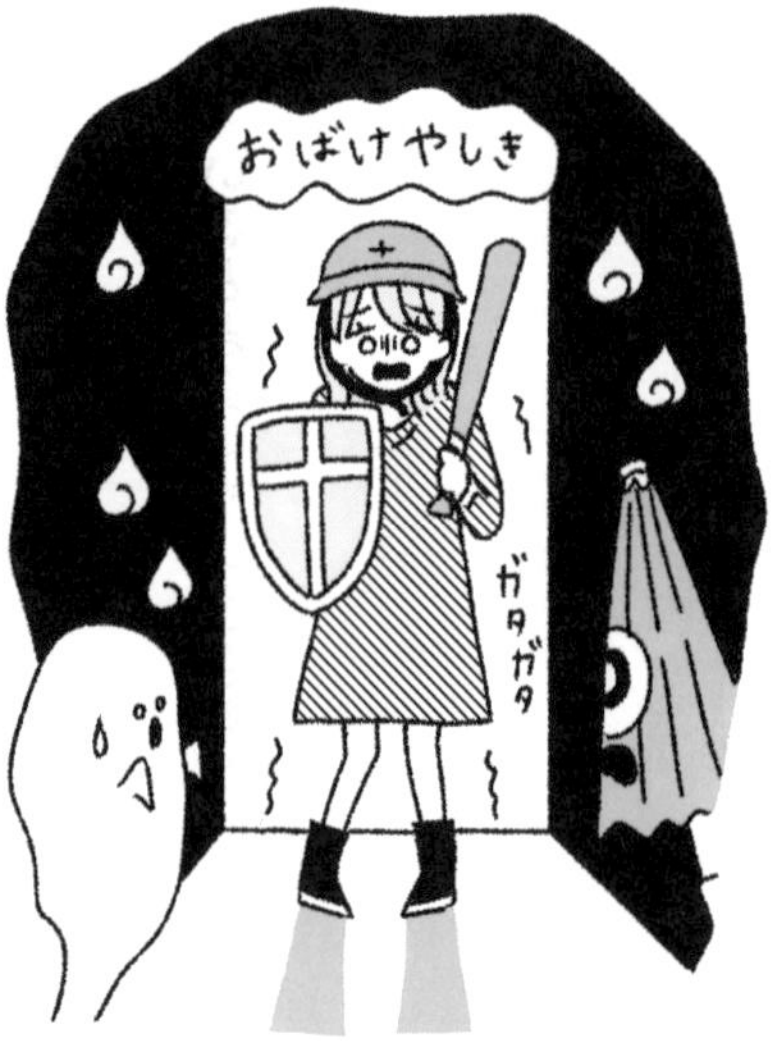

り神経が過敏になっているから起こること。

……。誰でもびっくりはするでしょうが、オーバーすぎるリアクションはやはり神経が過敏になっているから起こること。

ちょっとした音や衝撃に腰を抜かすほど驚くというのは、**身体が警戒心を強めている証拠**です。

第1章でもお伝えしたように、**低血糖を起こしているとき身体は「生きるか死ぬか」の状態で命の危機を感じています**（生死まで考えるにはかなり血糖値が下がる必要がありますが、多少なりとも警戒はしているような状態です）。周りへの警戒心を強めておかないと命を失うリスクが上がってしまい、ちょっとした刺激に過敏に反応するようになるわけですね。

周りと違うことを気にするのも、生存本能が関係していた

カウンセリングをしていると「周りの目が気になって不安になる」「人目が気になるから自分の意見を言うのが怖い」などという相談を多く聞きます。

あなたも子どもの頃は気にしていなかったけど、年齢とともにだんだん気にするようになって、いつの間にか言いたいことも言えない、やりたいことをやるのも怖い、となってはいないでしょうか。

実はこれも、私自身が当てはまっていました。しかも、私の場合は子どもの頃からです。

今でもよく覚えているのが、幼稚園での水遊びのこと。5～6歳だったのでみんな気にせずその場で水着に着替えるのですが、私はどうしても人前で着替

えることができなくてこっそりトイレに隠れ、みんながいなくなってから慌てて誰もいない教室で着替えていました。

小学生のときは答えがわかっていても「間違えたら恥ずかしい」と思って授業中には絶対手を挙げなかったし、自分の意見を書くような授業では先生から変に思われないかが怖くて、何を書いているのかバレないようにいつも手で必死に隠しながら書いている、そんな子どもでした。

物心ついたときから人から嫌われることが怖すぎて、常に多数派が正解、周りから外れないように、そうすれば大丈夫。そう思って生きていたんです。ただこれってきっと、私や私のクライアントだけではなく、共感する人が実は多いんじゃないかと思います。

ではなぜ、こんなにも周りが気になるのか？ **群れで生活している動物を思い出すとわかりやすいのですが、一人だけ外れた場所にいたら敵に見つかって**

しまう可能性が高いからです。

さらに言うと、もしあなたが怪《け》我《が》をしていたら？　よりみんなと同じ行動を取っていないと、死ぬ確率は各段に上がります。

私の場合は子どもの頃から外で1日遊んで帰ってくると、ぐったりして頭痛がすることが多く、そんなときに**甘いものを食べると症状が落ち着くことがよくありました。**

今思うと遊んでいる間にアドレナリンが出て、帰ってきて緩んだタイミングで低血糖を起こしていたんだと思います。

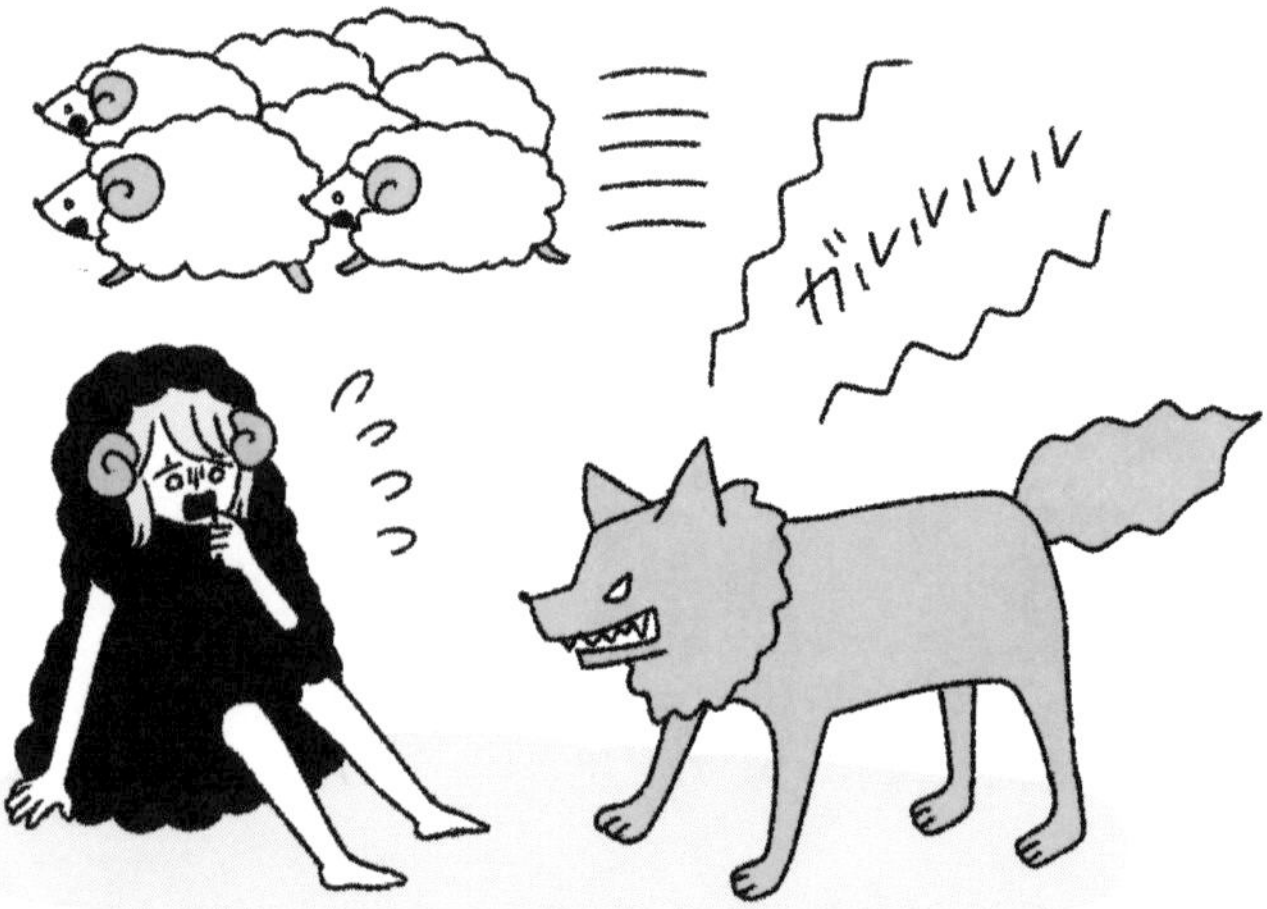

つまり、本当に小さな頃から血糖値が乱れていたことが考えられるため、子どもの頃から神経質で引っ込み思案だったのも性格だけが原因じゃなかったということですね。

このように血糖値が下がって命を失うリスクが高いとき、身体は周りへ向ける意識を高めるんです。これもまた命を守るための防御反応。そう考えると、人目を気にしちゃう自分の身体もちょっと可愛く思えますよね（笑）。

一目惚れは、血糖値の急上昇で脳がスパークしているだけ

あなたは一目惚れをしたことがありますか？　特に婚活をされている方は、この話をよーく聞いておいてほしいのですが、血糖値が一気に上がると脳がスパークしてしまい、冷静な判断ができなくなってしまいます。

例えばお見合いや婚活イベントなどでの初対面のシチュエーションを想像してみてください。

実は**血糖値って緊張していると上がります。**ただでさえ緊張するという場面、空腹でコーヒーなどのカフェインや甘いスイーツを食べると、血糖値が一気にパーン！と急上昇。脳はスパークしてドーパミンやアドレナリンが出てドキドキし、冷静ではいられなくなります。そして、**あなたにとって合う人合わない人がわからず、なんだか目の前の相手がとても魅力的に感じてしまう**んです。

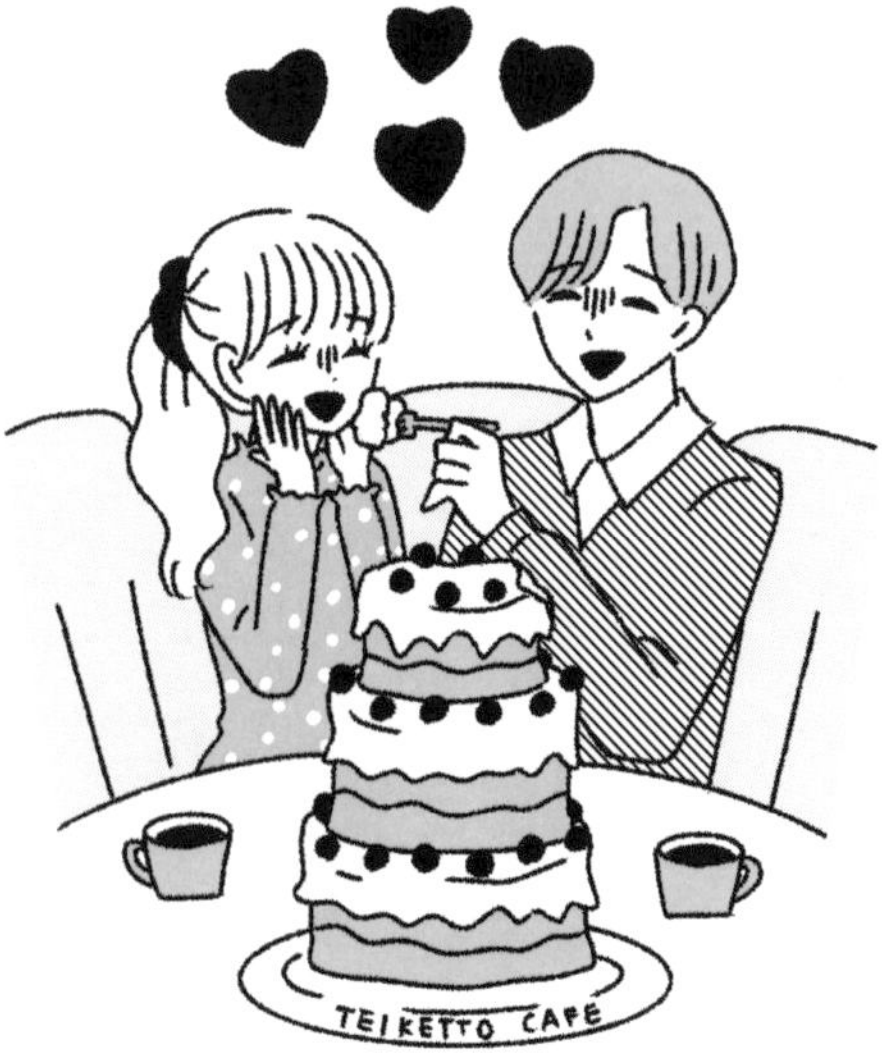

しかもこれはあなただけではなく、相手にも影響します。

あなたが低血糖を起こした状態で初対面を迎えると、ソワソワして落ち着いているときなら言わない言葉や起こさない行動を取ってしまって印象が悪くなったり、低血糖による不安感やビクビクしている姿を見て「この人なら何でも受け入れてくれそう！」と思われてしまったり……。

逆にあなたも相手も低血糖を起こしている状態だと、初対面の場では意気投合しやすくなります。ただ、日常的に低血糖を起こしている二人なのでキレやすく不安になりやすく、一緒に過ごすようになったときにぶつかりやすくなってしまうんです。つまり恐ろしいことに、**低血糖を起こしている者同士で結婚しても、上手くいかない可能性が高くなってしまいます。**

こうして血糖値の仕組みを知っているか知らないかで、パートナーシップまで変わってしまうんですよね。だけど知っていれば、自分も相手も責めることがなくなりますよ。

深夜のナチュラルハイも低血糖の仕業

「作業が一番捗《はかど》るのは夜！」と思っていませんか？　私も大学時代はレポートを、いつも深夜に片づけていましたが、実はこれも一度検討してみる価値があります。それも頻繁だったら、なおさら。

と言うのも深夜というのは、副交感神経が働いてリラックスモードになるのが本来のあるべき姿だから。今は朝でも夜でも明るい場所で過ごすことができるから作業でも何でもできますが、太古の昔、夜は暗くて何もできないから休む時間だったわけですね。

ではなぜ、本来は休むべき深夜にあなたの作業が捗るのか？　それは身体がアドレナリンを出して無理やり興奮状態を作っているからです。**深夜は低血糖**

を起こしやすい時間であるため、アドレナリンも出やすくなります。

頭がクリアになっているような気持ちになるかもしれませんが、それは本当の意味で動けているのではなく、偽物の元気を作っているだけなのです。

先ほども述べたように、深夜は低血糖を起こしやすい時間帯。ですから、私もこの時間は集中力のいる作業はしませんし、本書の執筆も夜は一切していません（笑）。

そして実はカウンセリングも、深夜は避けるようにしています。それは低血糖による偽物のネガティブ感情が出やすく、メソメソしやすくなるからです。その状態でカウンセリングをして、その場で感情を掘り起こしても意味がありません。

暑ければ汗をかき、鼻にホコリが入ればくしゃみが出るように、深夜にネガティブ感情が湧き出てくるのはただの生理反応だから、深夜のネガティブ感情に対して自己嫌悪になる必要はありません。

深夜と血糖値の関係を知っていれば、人の相談に乗るときにも時間帯とタイミングを考えて、本当の感情とだけ向き合うことができるようになります。

血糖値を味方につけたら、やる気や集中力までみなぎってきた

ここまで読み進めてきたあなたは「もしかして私のこの性格も生理的反応?」「苦手なあの人の態度も、性格とはもっと違う根本的な原因があるのでは?」と感じ始めてきたのではないでしょうか。

すでにいくつかお伝えしてきましたが、ここでは**「低血糖症状を脱したことによる恩恵」**の例を**さらに三つ**紹介していきたいと思います。

一つ目は、メンタル面で言うと依存の気持ちがなくなったこと。

私は子どもの頃から独占欲が強くて、仲のよい友達がほかの子と仲よくしていて自分は入れてもらえていないと感じるとものすごく嫉妬をしたり、悲しい気持ちになったりしていました。今思うとちょっと怖いけど、「私とだけ仲よくしてほしい」と思っていたんです。

そしてこれは親に対してもそうでした。私は妹がいるのですが、小さい頃から「お姉ちゃんだから」と言われることも多く、両親は妹ばかり可愛がっているように感じていました。今思うと両親なりに平等にしようと思ってくれてはいたと思うのですが、依存心が強い状態だと不平等に感じてしまうんですよね。「私だけを見て！」「私のことを褒めてほしい……」と思っていましたが、これだって妹からしたら不平等極まりない（笑）。

当時は不安が強かったので、誰かに支えてもらわないと立っていられないような感覚がありました。でも身体は低血糖で身の危機を感じている状態なので、そんな気持ちになっても仕方ないんですよね。今は血糖値が比較的安定してきているせいか、依存するようなこともなくなりました。

二つ目は、性格が穏やかになり、やる気や集中力が湧き上がってくること。また、とにかく自分に自信がない性格だと思っていましたが、それも違いました。

低血糖を頻繁に起こすと、身体は自らを守ろうとエネルギーをものすごく使います。そして、エネルギーが赤字状態となるんです。そんな状態で自分に自信なんて持てるはずがないですよね。

まずは身体にしっかりと栄養を入れて、エネルギーが回るようにしてあげること。そうすることで初めて、本来の穏やかでやる気や集中力のある動ける自分を、取り戻していけるようになります。そうでなければ今のように日々人前でお話ししたり、本も出せていません（笑）。

そして**三つ目。**これは本当にびっくりしたし一生治らないと思っていたのですが、**乗り物酔いをしなくなりました**（あくまでも、個人差はあると思いますけど）。

小さい頃から車に乗れば数分で気持ち悪くなってしまい、ドライブは寝るという過ごし方しかできなかったのですが、血糖コントロールをするようになってからは読書もできるし、スマホも見られるし、人と楽しくお喋《しゃべ》りし続けることもできます。昔の私からしたら夢のような出来事です。

あんなに嫌だった移動も今は仕事や勉強に充てることができているため、**1日24時間が何倍にも増えた感覚が生まれました。**

このようにずっと自分の性格や体質と思っていたことも、身体と向き合ってケアをするようになると、みるみる変化したんです。

極度の低血糖とは〝死にかけ〟の状態

これまでに何度か「低血糖とは死にかけの状態」という話をしてきましたが、

どういうことなのか？　身体の機能を考えるとわかりやすい仕組みがあるので、お伝えしていきます。

今は糖尿病患者さんが年々増えて、日本では飢餓とは縁が遠くなっているようにすら思えるほど。厚生労働省が発表しているデータ「糖尿病診療の現状」では、２０１６年の時点で糖尿病が強く疑われる人は１０００万人、可能性を否定できない人を含めると２０００万人にも上《のぼ》るというのです。

でも実は私たちの身体って、狩りをしていたような時代から仕組みはほとんど変わっていないんですよね。と言うことは、**食べすぎることが想定された仕組みにはなっておらず、むしろ飢餓に備える仕組みが強い**んです。

血糖値に関して言うと、ホルモンの仕組みを知れば明らかです。血糖値を上げるホルモンはアドレナリン、コルチゾール、成長ホルモン……などと、いくつも用意しているのにもかかわらず、**血糖値を下げるホルモンはインスリンた**

だ一つだけ。

つまり**身体にとって危険なのは、高血糖よりも低血糖**だと言えるのです。実際に糖尿病もそうですが、高血糖を起こすこと自体に命の危険があるわけではなく、腎臓病や神経障害など合併症による危険性が高いことが問題となっています。

私も病院勤務時代、管理栄養士として糖尿病患者さんの栄養指導を数えきれないくらいしてきました。しかし自覚症状がほとんどなく痛くも痒《かゆ》くもないため、隠れてこっそり甘いものを食べてしまう人も多くて困った思い出があります……。

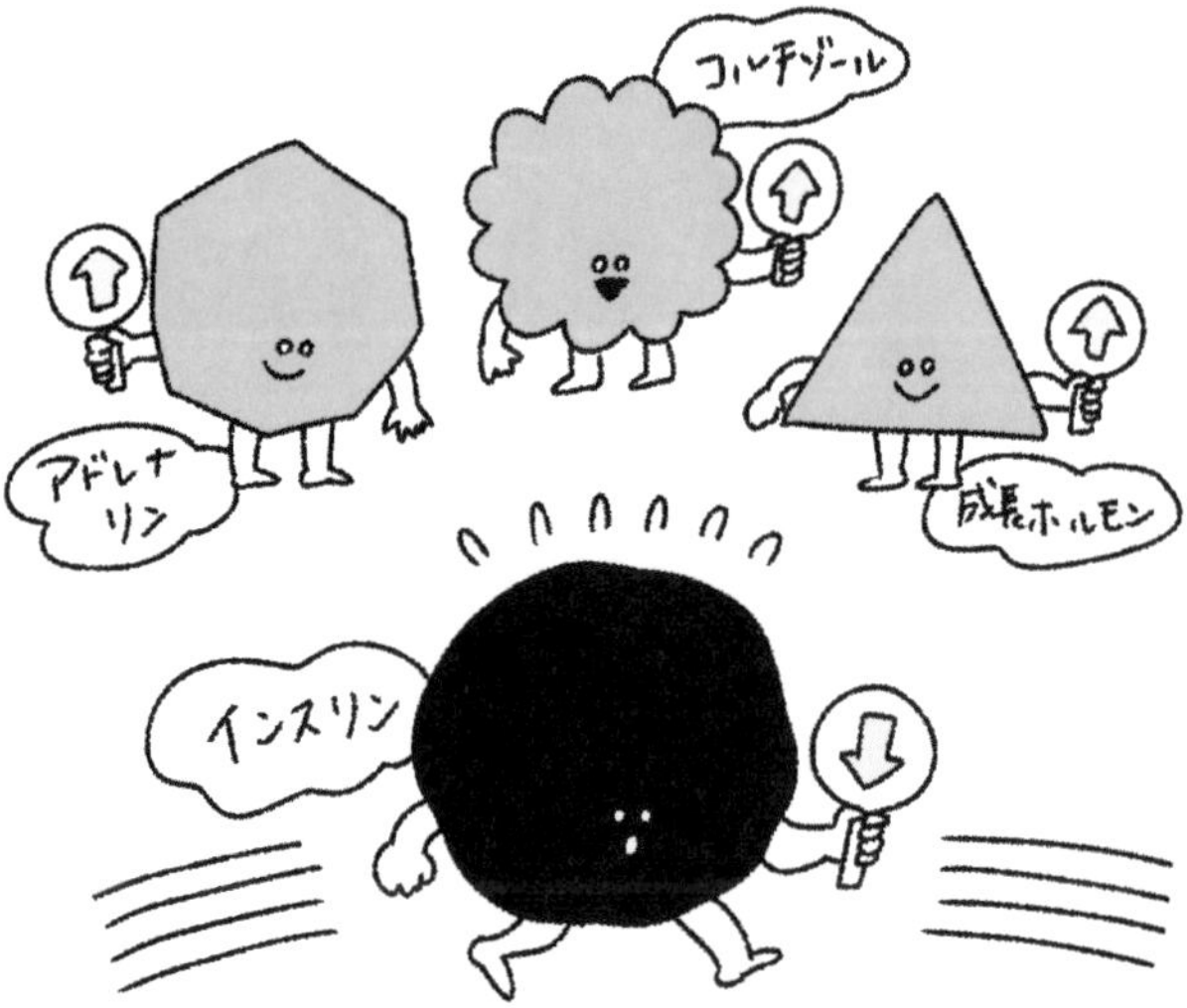

では逆に、血糖値が下がりすぎるとどうなるのか？　一般的には血糖値が70㎎／dℓを切ると低血糖と判断されます。しかし基本的には、身体には食べなくても血糖値を上げる仕組みがたくさん備わっており、通常の状態ではここまで下がることはありません。

ところが長期的なストレスや疲労により膵臓《すいぞう》が酷使された結果（厳密に言えばメカニズムはもっとずっと複雑なのですが、簡単に申し上げると）、血糖値を下げるホルモンであるインスリンが過剰に出て低血糖を起こしてしまうことがあります。そうなると冷や汗、手の震え、倦怠感《けんたいかん》やふらつきが起こり、重度になると昏睡《こんすい》状態になってしまうこともあり、まさに危機的状況に。

このように身体としては本来、「低血糖が危険」という認識があるため、まさに〝死にかけ〟の状態。そして危険回避の反応が起こるようになるわけです。

やる気があるのに眠くなるのも低血糖の仕業

あなたは仕事や勉強をするときに、集中力があるほうだと思いますか？
「NO」と答えた人にお聞きしますが、真剣に取り組む気持ちはあるのにどうも頭が回らない、眠くて仕方ない……そんな経験はないでしょうか。

実はこれ、まさに私が社会人になって数年のときに感じていたことでした。当時は高齢者施設や病院に勤めていたので、厨房に入ったり病棟を回ったり……そういった立ち仕事は疲れていても、気合いで何とかこなすことができていました。

ところが！　イスに座ってパソコンに向かおうとした瞬間、耐えきれないような睡魔に襲われ、隣に上司がいても目を開けていられないような眠気と闘う日々。**やる気がないわけでないんです。ちゃんと寝ているはずなのに、本当にただただ抗《あらが》えない……。**

だからカフェインをガンガン入れて耐えるしかなく、カフェイン中毒のようになっていました。

だからもしあなたが自分に対して「集中力がない」「やる気がない」と思っているなら、それはあなたが悪いわけではありません。やる気があるかないかにかかわらず、血糖値が乱高下すると身体の生理的反応で眠気やダルさに襲われるのです。

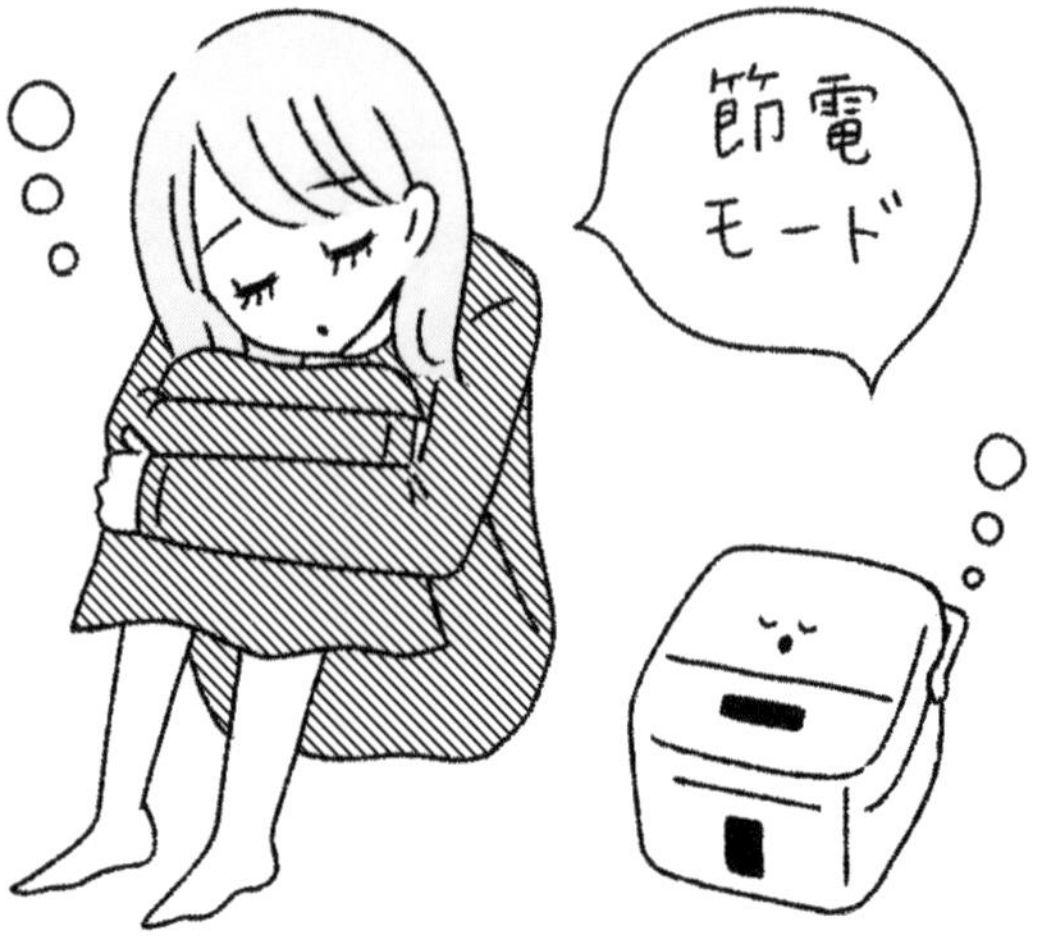

そしてこの情報をあなたや周りの人が知っていれば、授業中に寝てしまう学生も、会議中うとうとしている社会人も怒られることがなくなります。だってやる気の問題じゃないから。

それよりも眠そうな人を見て「何を食べてるのかな？」「低血糖起こってないかな？」と、俯瞰《ふかん》して考えることができますよね。

しかしこれも身体にとっては一つの危機管理による反応。身の危機が迫っているとき、**無駄にエネルギーを消耗させないように眠くさせたり、怠《だる》さを感じさせて身体を動かさないようにします。寝ていれば必要最低限のエネルギーしか使わないというわけ**ですね。

低血糖が起こるとむしろ、血糖値は乱高下しやすい

メディアで取り上げられて話題になる血糖値情報のほとんどは、高血糖につ

いて。なので、世の中で見かける情報のほとんどは血糖値を〝上げない〟方法ばかりではないでしょうか。

ところがこの高血糖が起こる原因の一つは、低血糖が起こることなんです。どういうことなのか？　解説していきますね。

高血糖のほとんどは食後に起こることが多いのですが、この食後高血糖こそ事前の低血糖ケアで防ぐことができるんです。

高血糖と聞くと糖質制限をしたほうがよさそうに思う人も多いかもしれませんが、極端に糖質を減らした食事を長期間したり、一度低血糖を起こしたりすることで、糖に対して身体は過剰反応を起こすようになります。そうすると血糖値を唯一下げるホルモンであるインスリンの効きが悪くなり、本来であれば食後すぐに効くはずのインスリンの初動が遅くなるんです。

その結果、血糖値が急上昇します。そしてその後インスリンが必要以上に大量に出て、今度は血糖値が下がりすぎてしまうんです。

つまり、**高血糖が起こっていたとしても血糖値をただ下げればいいというわけではなく、下がりすぎず上がりすぎないようにコントロールしていくことが一番重要**なわけです。

感情は血糖値の変動が司ると知るだけで、冷静になれる

血糖値は数値も大事ではありますが、実はそれ以上に変動に注意が必要です。つまり、あなたの血糖値がどのような動きをしているのか?というのを確認すること。

実際に私も間質液のグルコース（ブドウ糖）濃度を継続的に測定し、間接的に血糖値の測定を行ったことが何度かありますが（※専門的な説明でしたので、「こんなことしたんだ」程度のご理解で大丈夫です）、面白いことに、感情に

よって血糖値の動きが変わるんです。

例えば子どもを叱ったとき、血糖値が一気に急上昇していました。ほかにも憧れの人に会える！と、心臓が飛び出そうなくらい緊張したとき。人前でプレゼンをしてドキドキしたとき。自転車に乗っていてぶつかりそうになったとき……。

このように怒ったり、緊張したり、危ない目に遭ったときに血糖値は上がります。アドレナリンなどの血糖値を上げるホルモンが出るからですね。

私も経験がありますが、引っ越したばかりの頃にまだ部屋が片づいていなくてキッチンが使えず、ろくな食事が摂れなかったときのこと。時間がなくて、とりあえず近くのパン屋さんでクロワッサンだけを買って食べ、家に帰ろうとタクシーに乗ったら新居までの道のりを上手く説明できず、普段なら怒らないようなことなのにものすごくイライラして、なぜか運転手さんにブチギレそうになってしまったんです。

ただ、このときの私はイライラしながらも頭では冷静に「血糖値による生理反応だ……」とわかっていたので自分を責めることはなく、忙しくて血糖値を乱すような食べ方をしていたな、と振り返ることができました。

そもそも出先でパンだけの食事をすることも普段だったらないんですが、キッチンが使えずお砂糖たっぷりの外食や出前で食事を済ませていたから、無意識に糖質でお腹を満たそうという選択になったのも原因の一つです。

こうして**血糖値のことを知っているだけで、たとえ感情が浮き沈みするようなことがあっても「さっきのあの食事が原因かも」と冷静に振り返ることができ、対策も講じられるようになります。**

実際にうちの子どもたちも、レストランでジュースを飲むとテンションが一気に上がり、その後急に機嫌が悪くなることがあります。これも血糖値の乱高下によるものなので、子どものせいではないんですよね。

だからレストランのご厚意でサービスとしてジュースをいただくこともあり

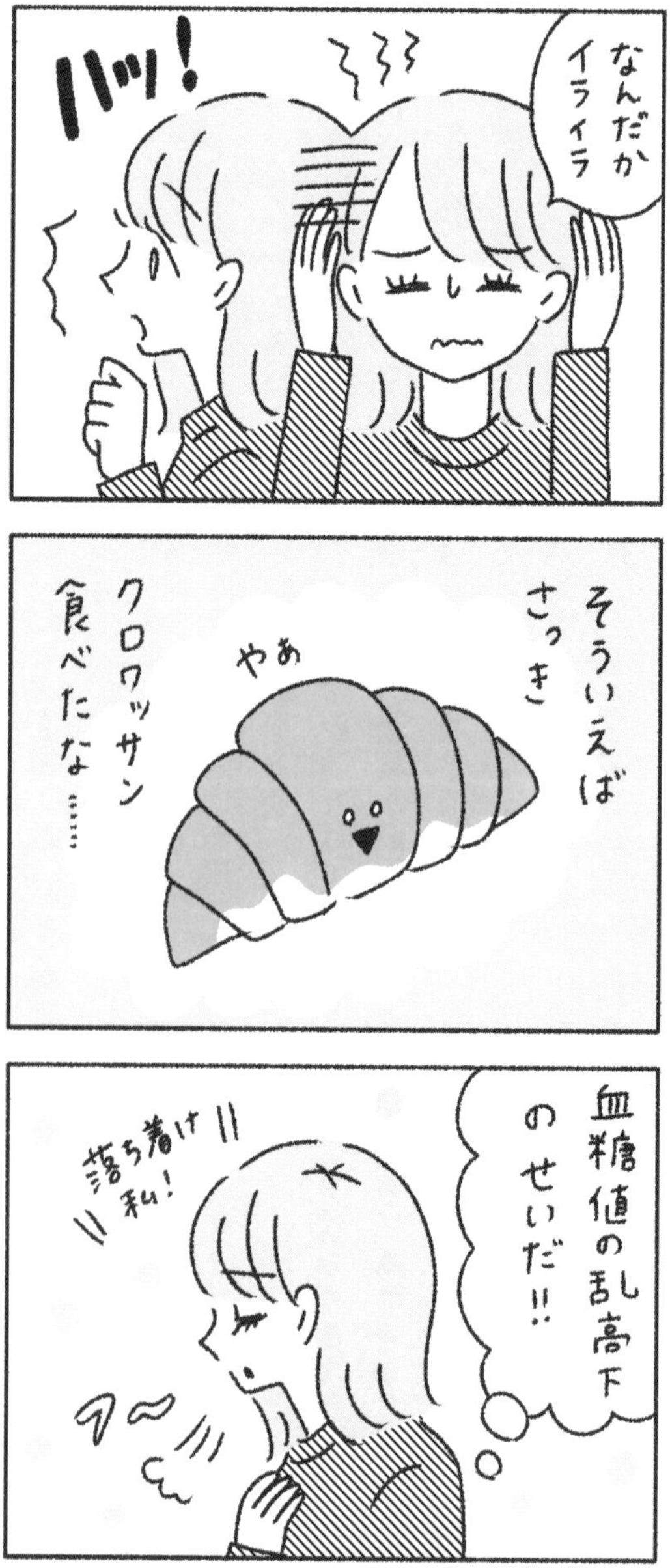
なんだかイライラ
ハッ！
そういえばさっき
やあ
クロワッサン食べたな……
血糖値の乱高下のせいだ!!
落ち着け私！
フ〜

ますが、あげるにしてもできるだけ少ない量にしてもらったり、一気飲みはさせたりしないようにしています。あとはジュースが習慣にならないよう、家で飲むものは基本みんなお茶（これ大事！）。

また、私の受講生さんの中でも血糖値を意識するようになってから自分の感情が穏やかになったことで、旦那さんに怒ることが減って夫婦仲がよくなる人も多いです。なので血糖コントロールができるようになると、悟ったかのような静かで平和なときが訪れるようになりますよ。

血糖値上昇で緊張はマックスになる

私は妊娠を機にカフェインを絶ったんですが、そこで気づいたことがいくつかあります。

それまでの私は仕事前に気合いを入れるため、コンビニでカフェオレを買って通勤中に飲み、職場で毎日緑茶をぐびぐびと湯のみで5〜6杯は飲み、帰りにカロリーゼロコーラを1・5ℓ買って2日くらいで飲み干していました。仕事が忙しくてきついときはエナジードリンクもよく飲んでいましたし、コーヒーはそこまで飲まないものの、今こうして書いてみるととんだカフェイン中毒ですね（笑）。

そこから妊娠したため半強制的にカフェインをやめざるを得なかったのですが、一度やめてみるとカフェインに敏感になり、興奮作用を強く感じるようになりました。

気にせず飲んでいた頃はカフェオレを1日に何杯飲んでも夜は気絶するかのように眠れていましたが、今はコーヒー1杯飲むとソワソワしたり、身体が変に覚醒しているな、という感覚になります。そしてその状態で慣れない人と話したり、人前に立つといつも以上に緊張してしまうんです。

そもそも**カフェインや甘いものを摂ると血糖値も上がる**し、交感神経を優位にさせるアドレナリンやドーパミンのようなホルモンが出てきます。その結果、感情だけでなく身体も緊張状態となってしまうんです。

そもそも**アドレナリンやドーパミンなどは闘うか逃げるかという、敵に見つかったときに使うようなホルモン**です。イメージしてもらえればわかるように、身体は緊張状態。リラックスできるわけがありません。

血糖値が安定すると菩薩の心が手に入る

毎日忙しくバタバタと過ごしていると、楽しくてテンションが上がるときもあればイライラしたり、ソワソワしたり、ときには悲しくなってメソメソしたり……感情の浮き沈みが激しくなっていませんか？

で、そんなときって「忙しい」を理由に栄養バランスよりも「とりあえずお腹を満たす」ことが優先になっていないでしょうか。

私自身も血糖コントロールをするようになって気づいたのが、血糖値が乱れていると気持ちも乱れるけれど、血糖値が安定していると気持ちも安定するということ。

そして気持ちが安定して穏やかになっているとき、何気ない日常に対して感謝の気持ちが溢《あふ》れ、幸福感に満ちていることに気づきました。

例えばどんなことがあったかというと、以前夫がゴミ出しを忘れて仕事へ行ってしまったことがあり（我が家ではゴミ出し担当は夫）、「全くもう！」と思いながら外へ出たんです。すると、その日はものすごく天気がよくて気温も程よく、そして風が最高に気持ちよくて「ゴミ出しさせてくれてありがとう」という気持ちになりました。以前の私だったらイライラしながらゴミを投げ捨てていたので、こんなことでもすごい変化（笑）。

ポイントは「急に感謝の気持ちが溢れてくる」こと、そして日常の何気ないことに対して心から「幸せだなぁ」と感じることです。

私は物心ついてから20数年、こんな世界を感じたことがなかったので、初めて知ったときは本当に感動しました。

感情は周囲よりもあなた自身がコントロールしている

ここまで様々な例を紹介してきたように、あなたの幸福度を握る鍵はまさに「血糖値」です。

幸せかどうか?というのは何かが起こるからでもなく、誰かがあなたのことを幸せにしてくれるから決まるわけでもありません。ほかの誰でもない、**あなた自身が目の前で起こったことをどう捉えるか?にかかっているん**です。

そしてその**捉え方を変えるためには、まずは身体が安心、安全を感じられる状態にすること。**身体が死にかけの状態ではハッピーな気分になれるはずがありません。

幸福度を上げるためには栄養を満たしてあげて、血糖値も安定させることが大切です。

ただ、それ以上に大事なのは、食事に左右される生き方をするのではなく、無理せず自然に続けられるように食事や血糖コントロール法を選ぶこと。身体を変えていくためには、自分が主導権を握っているんだという主体性を持つことがとても重要です。

次の章からさらに詳しいお話をしますが、ぜひこのことを頭に入れて読み進めてみてくださいね。

第3章

低血糖は食べ物が生み出している

感情は栄養が作っている

このタイトルを見て、あなたはどう感じますか？

大半の人は「えーっ、本当に⁉」と思ったのではないでしょうか。もしくは、ここまで本書を読み進めてきて「そうかもしれない」と思ってくれた人もいるかもしれませんね。

私はかれこれ12年以上栄養学の勉強をしてきて管理栄養士の資格も持っているので、食事によって感情が変わるのは当たり前に感じますが、世間ではまだまだオカルトのように思っている人も多いことを知っています。しかし、科学的な身体の仕組みを知ると「そりゃそうだよね」とあなたも納得するはずです。

そこで、ここからの第3章では、食べるものによって感情が変化する具体的な例をいくつも挙げていきます。難しい科学の話ではなく、一つのエンタメとして気軽に楽しみながら読み進めてもらえたら嬉しいです。

自律神経失調症やADHDを疑ってしまうことも……

あなたの感情が日々穏やかに過ごせるのか、それとも激しく浮き沈みしていくのか。それは日々の食事によって大きく変わります。

私のメンタルが一番不安定だったのは、社会人1年目の頃。社会人としての生活をスタートさせて新しい環境になったこともありますが、食生活が今考えると本当にひどいものでした。

何を食べて過ごしていたかというと、朝は家を出るギリギリまで寝ていたいので、朝ごはんはコンビニで買って歩きながら食べるか、駅のパン屋さんで買ってイートイン。昼は施設で出しているお昼ごはんなのでバランスはよかったですが、お休みの日は大体パスタかそうめん。そして夕飯を作る気力はなかったので、また駅のパン屋さんでパンを買って帰宅しながら家まで歩く間に夕飯終了。

仕事がない日、ひどいときは夕方まで寝て1日1食なんていう日もありました（疲れがひどすぎて布団から出られず……）。

これは今だから言える話ですが、当時すでに管理栄養士だったにもかかわらず、自分の管理が全くできていなかったんです（泣）。

こんな生活を送っていたので、身体もメンタルも不調のオンパレード。

冷え性がひどくて、私の手を握った人は「生きてる？」と聞いてくるほど。生理痛で仕事中動けなくなったことも数知れず。

メンタル面ではとにかく不安が強く、起こってもいないことを想像しては怖くて眠れなくなることは日常茶飯事。歩いているときに「車にでも撥《は》ねられて死ねたら楽かも」とよく考えてしまうくらい、落ちるところまで落ちていたんです。

当時、ひどい食生活を送っている自覚はありましたが、一人暮らしで疲れ切っていたので仕方ないと諦めていました。

そして、まさか食事が原因で様々な不調が起こっているとは思わず、ネットで検索しては「私は自律神経失調症かもしれない」「こんなにモノ忘れがひどいなんてADHDなのでは……？」と、不安がますます強くなる一方でした。

空腹×カフェインで作る元気はエネルギーの前借り

「気合い入れて仕事をするために、カフェインを入れておこう！」と思ってエナジードリンクやコーヒーを飲んでいませんか？

最近では1日3食は食べすぎで、1日1食がいいとか、空腹時間が長い方が集中力が上がるから16時間断食など「食べない健康法」が増えてきたように感じます。もちろん、これらの方法も血糖値が安定しているような人には合う場合もありますが、お疲れモードの方にはオススメできません。

では、この「食べない健康法」を実践している人が仕事をするときに何を身体に摂り込んでいるのかというと、たいていカフェインなんです。

ただでさえ肝機能がへっぽこで筋肉がないような人は、**食べずに血糖維持をするほうがはるかに難しい。**維持できているとしたら、アドレナリンを出して血糖値を上げているはずです。

そしてそんなときに**手っ取り早くアドレナリンを出せるのがカフェイン。**興奮作用があるので、血糖値も血圧も上がります。

なのでコーヒーを飲んで目を覚ましている、動けるようになると思っている人はカフェインの興奮作用によって頭が冴えているような〝気がしている〟だけ。エネルギーを前借りしているだけなので、**本当の元気ではなく〝偽物の元気〟**です。

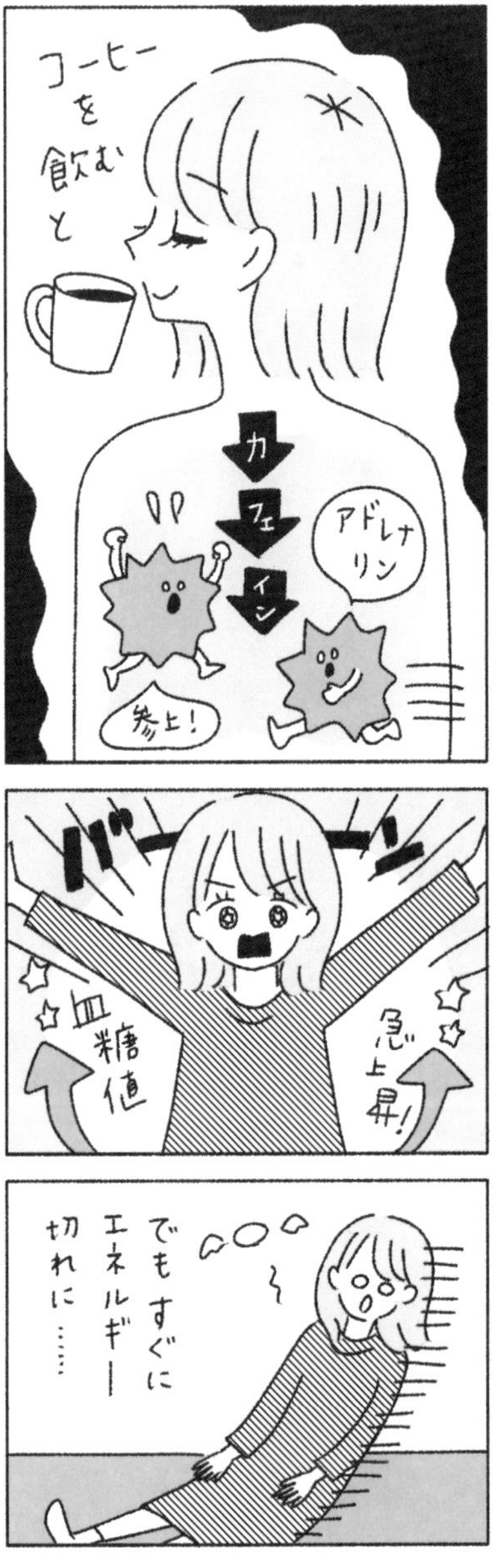
コーヒーを飲むと
カフェイン
アドレナリン
参上!
バーーン
血糖値
急上昇!
でもすぐに
エネルギー
切れに……

アドレナリンとは本来、交感神経を優位にさせて臓器や器官などの働きを向上させるために使うホルモンなので、日常で出し続けていると身体は悲鳴を上げます。お金がないからと言って、その場しのぎで借金をしているようなもの。カフェインがないと動けない！というのは、あなたのエネルギーが赤字ということです。カフェインなしの生活なんて考えられないと言う人、カフェインを抜いたお疲れモードが本来のあなたの姿。

つまり本当は疲れているということなので、無理してカフェインでドーピングをして動くのではなく、身体をお休みさせてあげてくださいね。

コーヒーと甘いもの好きの上司には要注意

あなたの周りに理不尽に怒ってくるような上司はいませんか？　もしくは日

によって態度が違って機嫌に左右される……なんて人はいないでしょうか。カウンセリングをしていると人間関係の悩みを聞くことも多いのですが、その中で「攻撃的な人がいて苦手なんですよね……」なんて話もよく聞きます。そんなときに「その人よくコーヒー飲んでないですか？」「甘いもの好きでしょ」と言うと「あ、そう言われてみればそうです！」と答える方がほとんど。

そしてこれ、実は私も経験があります。

以前働いていた職場でちょっと苦手に感じていた上司がいたんですが、朝の挨拶が返ってくるかどうかで機嫌のよし悪しがわかるという人がいました。機嫌が悪いときは昼休みにごはんも食べず、まさにコーヒーだけを飲んで一人で仕事をしていたり、空のラップが置いてあると「誰か捨てなさいよ！」と、床に投げつけて怒鳴ったり……（当時、厨房で働いていました）。

ところが機嫌がよいときや職場の飲み会では冗談を言ったり、ニコニコして優しい人だったんです。タイミングによって人が違い、とても同じ人とは思えませんでした。

今思い返すとその人は一人暮らしで**あまりごはんを普段から食べておらず、**見た目も細身。そもそも**栄養不足があっただろうし、カフェインもかなり入れていたので血糖値も乱れていた**だろうな、と思います。

当時はただただ怖い人だな、面倒だな、と思っていました。しかし機嫌が悪いときの彼女は本当の自分ではなく、アドレナリンによって身体が自らを守ろうと攻撃的になっていただけだったんですよね。

つまり、私がその上司の人間性が嫌いだったわけではなく「症状」が嫌だっただけなんだな、と今は思うことができています。

こうして身体の仕組みがわかると無駄に人を嫌うこともなくなりますし、相手を俯瞰して見ることができるようになるので広い心を持つことができますね。

深夜のファミレスで話し合わないほうがいい理由

大切な人と真剣に話し合いたいとき、**深夜のファミレスは一番オススメできません。**特に夕飯を食べずに行くのは厳禁。

なぜかと言うと、**低血糖が起こる条件が揃いすぎている**からです。

そもそも深夜というのは血糖値が下がりやすく、本能的にも活発に行動する時間ではありません。さらに**夕飯を食べない、もしくは糖質制限なんかしていてごはんを食べていなければ、より血糖値は維持しにくくなります。**

そんなときに深夜のファミレスでドリンクバーを頼んでコーヒーをガブガブ飲んだら……**アドレナリンが出やすくなってしまい、お互いにキレやすくなります。**相手の頭にコーヒーをかけてしまうような衝動にも駆られやすく、冷静な話し合いなんてできません。
この状況では本来は穏やかな人も感情が爆発しやすくなってしまい、お互いに相手に対して嫌悪感を抱いてしまうこととなります。本当の自分ではないのに、無駄にアドレナリンを出してしまったがゆえに、それだけで関係性を悪化させてしまうなんて、もったいないと思いませんか？

では、どうしたらいいのか？　もしあなたが真面目に話をしたいとき、できれば明るい時間帯を選んでください。家だとしても日が落ちて暗くなると感情的になりやすいですし、コーヒーやお酒を飲みながらだと血糖値も乱れやすくなります。

一番のオススメは、静かで落ち着いているお店のランチコースを食べながら話し合うこと。

コース料理や懐石料理というのは前菜から順番に食事がゆっくり出てくるため、血糖値も緩やかに上がります。だから穏やかな気持ちで落ち着いて冷静な

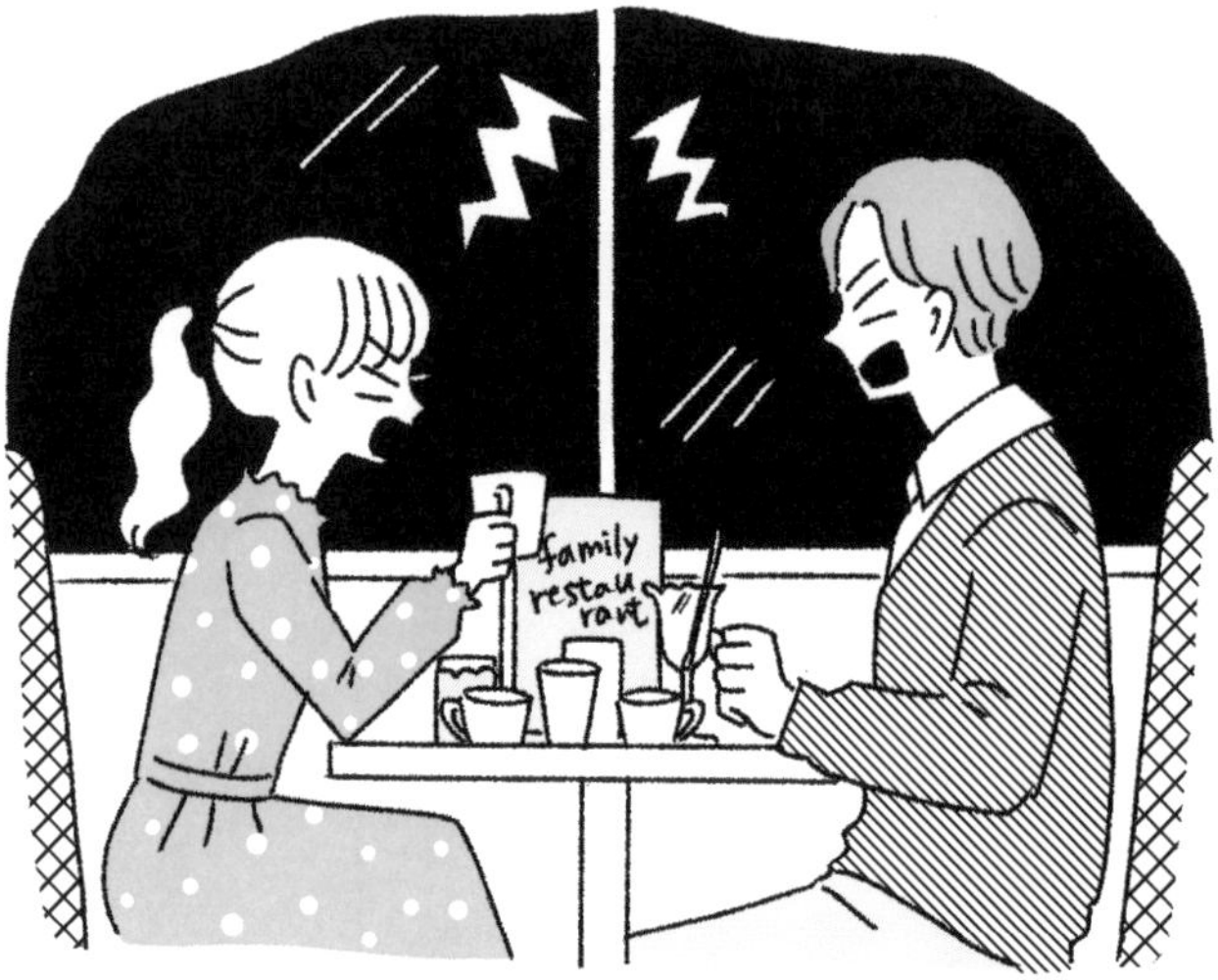
family
restau
rant

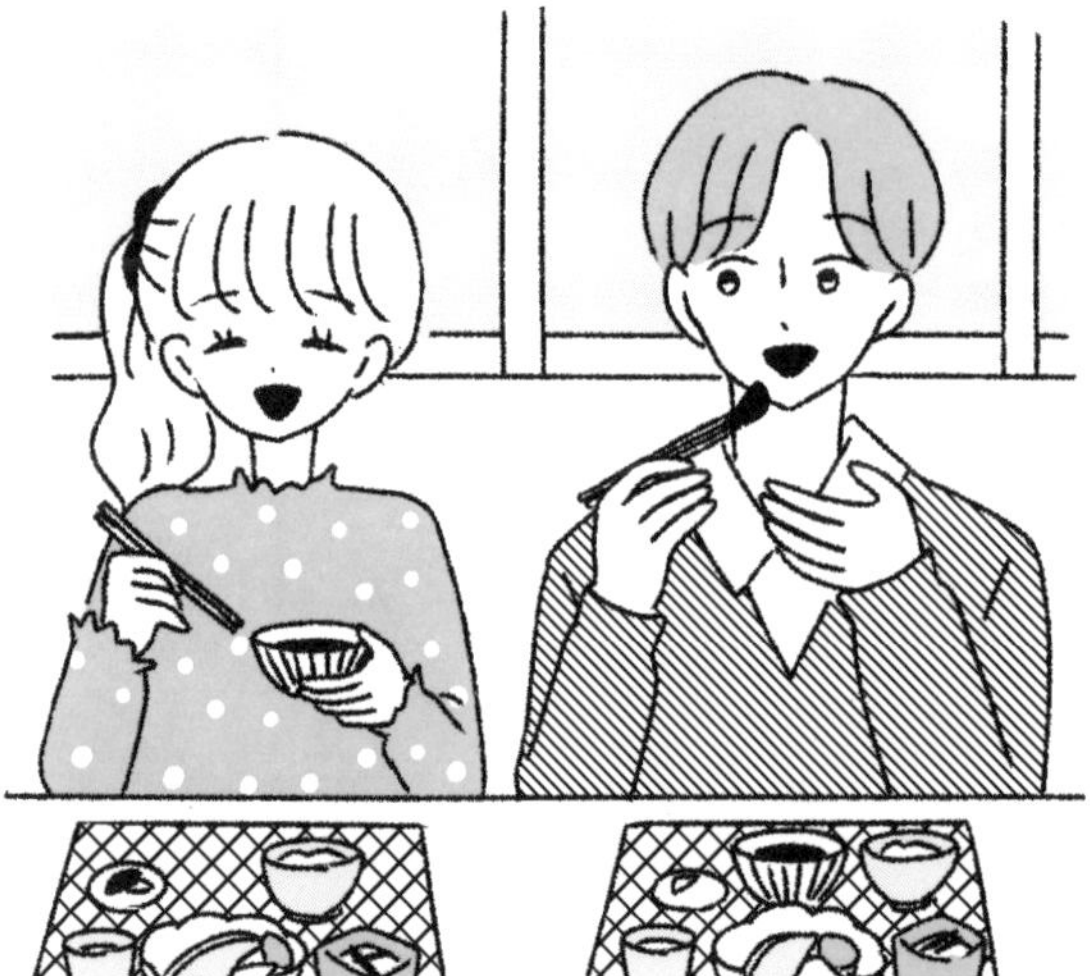

話し合いができるんです。

これであなたの本当の気持ちが落ち着いて伝えられるようになりますよ。

ココアやチョコレートを摂りすぎると幸福感が薄れる

「女子はチョコレート好き！」と思う人も多いかもしれませんし、私もココアやチョコレートは好きです。

子どもの頃、牛乳が嫌いだったので母が少しでも飲めるようにと、毎朝ココア（しかも規定の倍量のココアを入れたもの）を飲んでいました。

また、自分でお金を使えるようになった高校生の頃から、数年前まではほぼ毎日コンビニに寄っては100円ちょっとで買える小袋のチョコレートをいつも買って、通学や通勤の途中で歩きながら食べていました。

ところがこの**ココアやチョコレート**、実は食べすぎると幸福感が薄れてしまうことがあります。

なぜ？と思われるかもしれませんが、この二つに共通している**「銅が多い」ということにヒミツがある**んです。

「銅」と言われたときに、言葉としてはわかると思うのですが、栄養素としての銅はあまり聞きなれないかもしれません。

実は私たち女性というのは、ホルモンの関係で「女性である」というだけで銅が増えやすいんです。それは女性ホルモンの一種であるエストロゲンが変動することによって、銅が増えるから。

そしてこの銅と一緒に動いているのが「亜鉛」という栄養素。亜鉛が消耗されても銅は増えるので、この二つの栄養素は拮抗する関係にあります。

銅は幸せホルモンであるセロトニンや、やる気ホルモンであるドーパミンを壊して、興奮ホルモンのアドレナリンに変えてしまうという働きがあるんです。

実際に栄養で精神病の治療法を確立させたウィリアム・ウォルシュ博士は、刑務所の受刑者を調査したボランティアプログラムで、**攻撃的な人は銅過剰、亜鉛不足があった**と発表しています（1）。

ただでさえ女性というだけで銅が増えやすいのに、そこにココアやチョコレートの食べすぎでさらに銅が増えると幸福感もやる気も薄れ、アドレナリンがバリバリの攻撃的な人へと変貌してしまうわけです。メンタルは落ちているのに、仕事中はアドレナリンでバリバリ動いて帰宅すると廃人のようになっている人は、まさにこれですね。


ということで、なんだか**イマイチ幸福感がないな、やる気が出ないなという人は毎日チョコレートを食べてないかな？ということをちょっと考えてみてください。**実はその生活が、あなたを過ごしづらくしている原因かもしれません。

1ヶ月これを食べると誰でも情緒不安定になれる

情緒不安定、実は食事から簡単に作ることができてしまうんです。で、もし私だったらこんなメニューを毎日食べてもらうな、というのを考えてみました。

【朝】菓子パン、コーヒー
【昼】パスタ（ペペロンチーノなど具が少ないもの）
【間食】チョコレート、コーヒー
【夕】カップ麺

糖質ばかりでたんぱく質不足。ビタミンミネラルなど必要な栄養がほとんど摂れません。このようなメニューを2〜3ヶ月でも毎日続ければ栄養不足にな

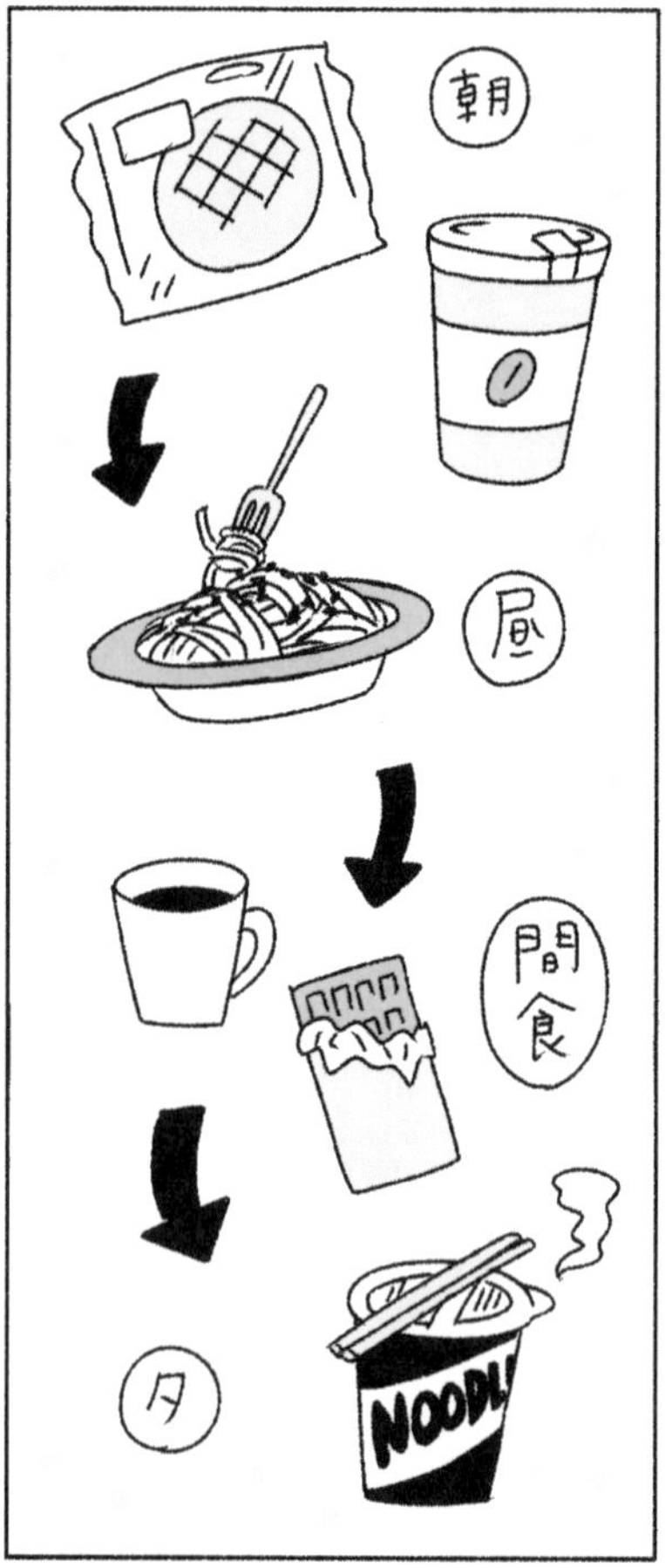
朝
昼
間食
夕
NOODL

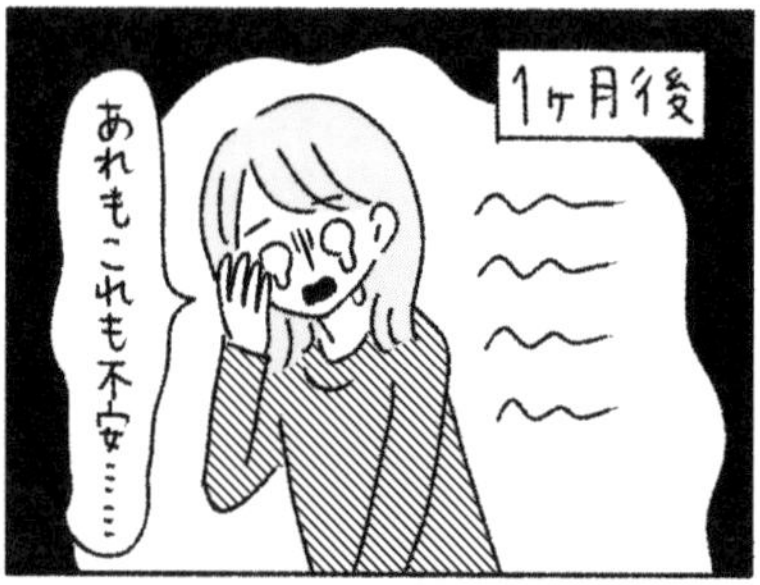
1ヶ月後
あれもこれも不安……

り、血糖値も乱れてメンタルも落ちやすくなるのは、身体の仕組みを考えると当然です。

さて、ここで気づいた方もいるかもしれませんが、**これってそんなにぶっ飛んだ内容でもない**ですよね。「こんな感じで食事してる日、私けっこうある……」と、ドキッとした人もいるかもしれません。

そう、これは奇をてらった現実味のないメニューでもなく、あなたも、あなたの周りの人も実際にやりがちな食事です。

私の黒歴史……超メンヘラ時代のぶっ飛んだ食生活

栄養にかかわるお仕事をしているので、さぞかし子どもの頃からバランスよく食べていたんじゃないかと思われがちですが、実は公開するのが恥ずかしいくらい、ぶっ飛んだ食生活をしていた時代がありました。

先ほどチラッとお話ししたのは管理栄養士になってからの食生活なので、乱れている自覚はありましたが、私がメンヘラに突入したのは知識のない高校時代から。

あなたは「メンヘラ」という言葉をご存知でしょうか。メンヘラとは「メンタルヘルス」の略からインターネット上で生まれた造語と言われており、不安の強い状態の人のことを指します。

当時、周りに美意識の高い友人が多く、ダイエットへの興味も高くなった時期でした。そして当然私も「痩せたい！」と強く思うようになったんです。

そこで私が始めたダイエットは**「カロリー制限ダイエット」**。ひたすら食べ物のカロリーを調べまくって、「とにかく設定したカロリーに収める」というもの。本当に危険なので真似しないでほしいんですが、1日の摂取カロリーを1200kcalと決めて、食事のバランスよりも「とにかくカロリーさえ守れば、計算上は必ず痩せる！」、そう考えていました。

では実際どんな食事をしていたかというと、当時はネットで見かけた「朝食べたものは全て消費されるから何を食べてもいい」という謎の理論を信じ切って、朝5時から起きて家族が起きてくる前にアイスクリームやカップ麺を食べていました。

そしてお昼は自分でお弁当の用意をしていたので、ごはん100gをきっちり計り、卵焼きを作るにも油の量、砂糖の量を全てグラム単位で計ってカロリー計算を細かくしていたんです。

ところが、当時は料理のスキルもそんなになかったので、冷凍食品に頼りまくり。買うときにはカロリーチェックをして、お肉はカロリーが高いとわかり野菜ばかりのお弁当……。友達からいつも「幼稚園児のお弁当サイズだね」と言われるほどでした。

で、私がなぜそこまでして小さなお弁当にしていたかというと、当時はごはんよりもお菓子が食べたかったから。お昼のカロリーを減らしておやつを食べようと思っていたんですね（今思うとこの考え方にも栄養不足を感じます……）。

そして夜は完全に炭水化物抜き。お米の代わりにキャベツやもやしを食べて、お腹がすく前に寝る、という生活を送っていました。

この生活を見てあなたはどう思ったでしょうか。そりゃ体調崩してメンタルに来てもおかしくないよね、と思った人もいるかもしれません。

しかし恐ろしいことに、私は当時これを「最高のダイエット方法」と信じて実践していたんです……。本当に知識がないって危険だなと感じるいい例ですね。

このダイエットをして**1ヶ月で5kg痩せる**ことができましたが、おそらく脂肪が落ちたのではなく、筋肉が落ちただけ。**体重は減っても幸福感はなく、毎**

日の異常な眠気や怠さに襲われて授業中はほとんど起きていられなくなってしまいました。そして**メンタルも浮き沈みが激しくなり、痩せたはずが自分に自信は一切なく、むしろ自己肯定感は下がる一方。**

こうして無理をして減量した代償に、**頻繁に低血糖を起こすようになり、**「何のために生きているんだろう」と生きる気力すらなくなっていきました。

隠れ脂肪肝が低血糖を引き起こす

ではなぜ、低血糖を起こすようになるのか。**私たちは本来、食べなくても血糖維持ができるような仕組みが備わっています。**その一つが身体に蓄えられている糖の貯金、**グリコーゲン**。

このグリコーゲンですが、肝臓と筋肉に溜められています。中でも筋肉のグリコーゲンは筋肉を動かすことに使われていくため、血糖維持には肝臓の働きがとても重要となります。

ということは、**脂肪肝があるなど肝臓の働きが落ちていると、グリコーゲンを上手く切り崩すことができずに血糖維持が難しくなります。**また、肝臓に溜められているグリコーゲン自体が少ないときも同様に、血糖維持が難しいです。

ではこの話を聞いたときに「私はそんなにお酒を飲まないから肝臓は大丈夫！」と思った人もいるのではないでしょうか。実は**脂肪肝になる原因はアルコールだけではない**んです。血液検査でお酒を飲まないのに脂肪肝を指摘される人がいるように「非アルコール性脂肪肝」というものがあります。文字通り、これはアルコールを摂らないのにもかかわらず脂肪肝を起こしている状態です。

そして実は、アルコールが原因の脂肪肝よりも、この**非アルコール性脂肪肝のほうが厄介**なんです……。

お酒を飲まないのに脂肪肝？その原因とは

アルコール以外に脂肪肝が起こる原因は何なのか？　いくつかありますが、一つは**甘いものの食べすぎ。**特に果糖と呼ばれる種類の糖は、肝臓に負担をかけます。

果糖とは果物に多く含まれる種類の糖ではありますが、果物自体にはビタミンやミネラル、食物繊維といったほかの栄養素も含まれるため、果物を多少食べたところですぐに脂肪肝に繋がるわけではありません。

では、**何に気をつけてほしいのかと言うと、市販の食品に甘味料としてよく含まれている「ブドウ糖果糖液糖」**です。ほかに**「コーンシロップ」**や**「異性化糖」などと書かれている**こともあります。

なぜ気をつけたいかというと、これらは果物と違ってダイレクトに果糖を摂取することになってしまうからです。

ブドウ糖果糖液糖は原価が砂糖よりも安いため、市販のお菓子やレトルト食品、ドレッシングやタレ、清涼飲料水にも使われています。家にある加工品の原材料をぜひ見てみてください。かなりの確率で遭遇するはずです。

つまり、**わかりやすい「甘いもの」を摂っていなかったとしても、実は日常的にかなりの量の果糖を摂っていることがあります。**

このように、お酒を飲んでいないのにもかかわらず、そして甘いものを食べすぎているわけでもないのに隠れ脂肪肝になっている可能性ということがあるんです。

また、果糖ブドウ糖液糖以外に、**健康意識が高い人こそ意外と果糖を摂りすぎるパターンもあります。**要注意なのは**「アガベシロップ」。**

過去に受講生さんからの質問でも何度かありましたが、アガベシロップは低

GIと言われ、血糖値を上げにくい食材としてオーガニックショップでもよく売られています。そのため、身体によいと思って砂糖の代わりに使っている人もいますが、実はアガベシロップの主成分も果糖です。

よかれと思ってやった結果、肝臓に負担をかけて血糖コントロールがしづらくなり、体調が崩れてしまうこともあります。だからこそ身体の仕組みを知っていれば情報を鵜呑みにするのではなく、自分で選択ができるようになっていきますよ。

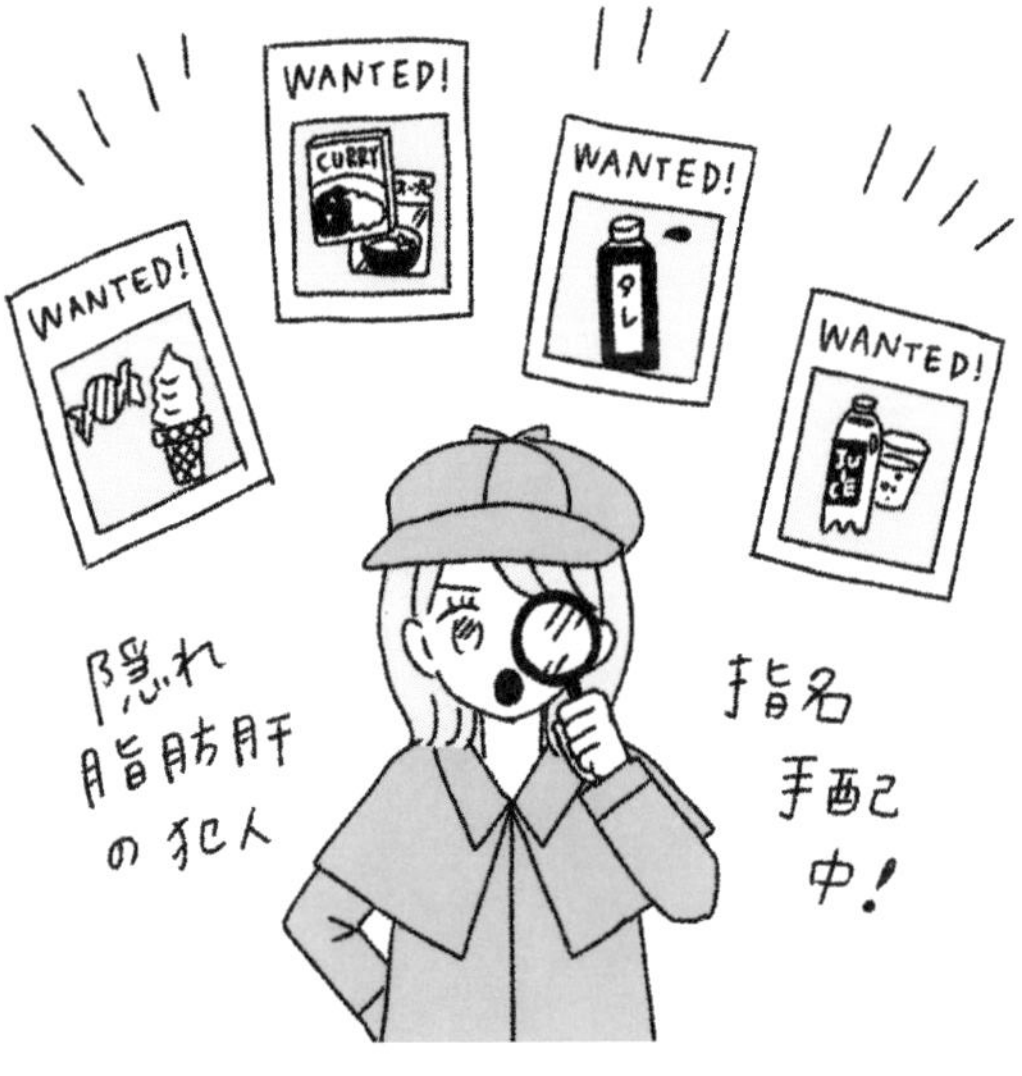
WANTED!
CURRY
WANTED!
WANTED!
タレ
WANTED!
JUICE
隠れ脂肪肝の犯人
指名手配中!

第4章

あなたが今まで
心の不安が
治らなかった理由

情緒不安定の人に食べない健康法を勧めない理由

私がメンヘラを極めるハメになった原因、それはまさに「食べない」ダイエットを始めたこと。

子どもの頃から引っ込み思案で人目を気にする子どもだったし、アトピーや喘息もあったので、そもそも身体のスペックもあまり強いほうではありませんでした。そこに知識もなくカロリーだけをひたすら制限してしまったことで、余計に身体も心もこじらせてしまったんですね。

ぜひ私の体験を反面教師にしつつ、あなたには最短最速で本来の穏やかなメンタルを取り戻せるように、ここからの章では不安感が消えない栄養学的な原因についてお伝えしていきます。

さて、ここでは**「食べない健康法」に警鐘を鳴らしていく**ことになりますが、あなたは過去「食べない健康法」に取り組んだことはあるでしょうか。例えば糖質制限、1日1食、16時間断食、ファスティング……。最近では情報がありすぎて、わけがわからなくなっている人も多いのではないでしょうか。

誤解しないでいただきたいのは、これらの健康法が「ダメ」と言いたいわけではありません。

第2章でお話ししたように、肝機能がしっかりしていて筋肉もあるような人で体調的にも問題ない人がやれば、むしろ健康が増進できる場合もあります。ただ、私が今まで身体や心について悩んできた方を見ていて、とてもじゃありませんが「食べない」選択を勧められる人は一人もいませんでした。むしろ過去の私のように、これらの「食べない健康法」に取り組んで体調を崩された人ばかり。

ここで考えてみてほしいのは「どうして食べない方向に向かってしまうの

か？」ということです。

私は情報を出した人が悪いとか、知らずにやってしまうことが問題とか、そんなことを言いたいわけではありません。

それよりも根本的に食べない方向に走ってしまう理由を知って解決するほうがずっと大事なので、まずここからお伝えしていきます。

そもそも、**低血糖や血糖値の乱高下を起こしている人のほとんどが胃腸の動きが悪く、消化力が低下している人が多い**のです。

なぜかと言うと、血糖値が下がることによって身体は自らを守ろうとホルモンを使って血糖維持をしようとします。そのときに出てくるホルモンの中でも「グルカゴン」という膵臓から出るホルモンが、胃腸の動きを弱めてしまうからです。

しかも消化力を低下させるホルモンはそれだけではありません。先ほどから何度も出てきたアドレナリン。これも交感神経を優位にさせて血糖値を上げ、胃酸を減らして胃腸の動きも落とします。身の危機が迫っているとき、悠長に食事なんてしている場合ではないからですね。

こうして低血糖を起こしている人は消化力が落ちていることが多く、胃腸の動きも悪いため空腹を感じにくくなっている場合があります。そうなると三大欲求の一つである食欲が湧かずに、と言うより、本当はお腹が減っているにもかかわらず、自分では食欲を〝感じられず〟食べないほうが楽だと思ってしまうわけです。

その結果、無意識に食べない健康法へと飛びつきがち。ですが、この状態であれば**しっかり食べたほうがいいケースのほうが圧倒的に多い**です。

実際にクライアントの例を挙げて説明します。

以前個別で栄養コンサルをしていた40代女性の方。彼女はお仕事をしながら育児もされているワーキングマザーでした。自分に厳しく、全て完璧にしたいと家事も仕事も育児もバリバリ一人でこなしており、パワフルな印象。

ところがある日急に強い眠気と怠さに襲われるようになり、仕事もストップし、車の運転もできなくなってしまったとのこと。そこで私に連絡があり、食事改善を行っていくことにしました。

最初に**食事内容を聞いて気になったのが朝のスムージー。**当時周りでも朝ごはんにスムージーを飲んでデトックス！というようなものが流行っており、彼女もその流れに乗って朝スムージーを飲むようになったというのです。

たしかに朝食への欲がない人からするとスムージーは液体で摂りやすいと思います。フルーツや野菜をたっぷり摂るので、何となく身体によいような気持ちにもなるでしょう。

ところがこのスムージー、一見低カロリーでヘルシーなイメージが強いとは思いますが、血糖値は爆上がりします。特に食べないと血糖維持が難しいようなタイプの方だと、寝ている間に低血糖を起こしていることも多く、そのタイミングで一気飲みすることでとんでもない高血糖を起こすこともあるんです。

そこで彼女に聞いてみると「たしかに朝食をスムージーにしてからダルさを感じます」とのこと。そこで**スムージーではなく、お米を主食に、お味噌汁と肉、魚、卵など何かたんぱく質の摂れるおかずへと朝食を変更してもらいました。**

その生活をしばらく続けてもらい、血糖維持を意識した食生活を習慣化することで仕事も復帰し、車の運転も再びできるようになっていったんです。

他人に合う健康法で自爆するリスクあり

このように**一見ヘルシーに思える食事法も、合わない人がやると逆に体調を崩してしまうことがあります。**

ちなみに私の知人でも、似たような例がありました。彼女は毎朝プロテインとバナナを摂っているそうで、ある日プロテインをバナナスムージーに入れれば美味しく飲めるんじゃないかとやってみたところ、とんでもない眠気に襲われてびっくりしたと話していました。

　これはまさにスムージーで一気に血糖値が上がり、その後急降下したことによって眠気が襲ってきたわかりやすい例です。

　また、**最近では16時間断食をする人も増えています。しかしこちらも正直言ってオススメできない人のほうが多い**です。

　そもそも16時間断食をやろうと思うと夕食を19～20時頃に食べて、翌日のお昼まで何も食べないというやり方をしている人が多いのではないでしょうか。で、よく考えるとこれって結局ただ単に「朝食を抜いているだけ」なんですよね。

　先ほどお伝えしたようにメンタルの浮き沈みを感じている人ほど血糖値が乱れている可能性が高いため、朝ごはんは食べることをオススメします。

　1日1食や糖質制限も同様です。食べないことによって最初は身体が軽くなり、調子がよくなっているように感じている方も多いですが、長期的に実践することによってむしろ体調が崩れる人がいます。

と言うのも、実は私自身が糖質制限を実施して身体も心も、不安定になったうちの一人だったのです。

子どもの頃から自己肯定感が低く、高校時代の異常な痩せ願望により低血糖が悪化した私は、社会人になってもなお、自分の見た目や体重に囚《とら》われる日々でした。

結婚した頃に挙式に向けて再びダイエットをしようと決意し、主食であるお米の量を1食2～3口程度の量にして夕飯は炭水化物抜き、おかずだけという毎日を送っていました。

この生活を続けていると、だんだんお米の量が少ないことに慣れてきたり、日中は甘いものを食べなくても平気になったりしていきます。体重も減って身体も軽い！と、一見なんだか調子がよくなっていそうなのですが、身体にもメンタルにも異変が起こるようになっていったんです……。

　私の場合はかなり重症度が高かったように感じますが、まず夕飯に糖質をほぼ食べていないため、寝ている間に血糖維持が全然できなくなってしまいました。その結果、寝ながらアドレナリンを出しまくるようになり、毎朝寝起きに動悸《どうき》が起こっていたんです。


　当時はまだ20代半ば。何か心臓の病気なのではないかと思って、勤務していた病院のドクターに聞いてみましたが「その年齢で心臓病はないでしょう」と相手にしてもらえませんでした。

　しかし毎朝寝起きに動悸や冷や汗が起こるので、起きた瞬間から不安に襲われるようになりました。心臓がバクバクしているので、何もないのに漠然とした恐怖に襲われるようになるんです。

　まさしくこれは生理反応なので、自分の性格ではありません。血糖維持ができずに朝からアドレナリンが出ているから、ドキドキしているだけなんです。

このように、食べない健康法を実践したことによって一瞬身体が軽くなっても、長期的な目線で見たときには合わないことも多く、見よう見まねでやるのはリスクもあるということですね。

また、糖質制限をやると必然的にたんぱく質と脂質を摂る割合が増えます。これもまたヘルシーに感じるかもしれませんが、どちらも消化に問題がある場合は身体にとって大きな負担になってしまいます。

たしかに現代人は手軽に食べられる麺類やパン、丼ものなど短時間でお腹いっぱいにしようとする人が多く、圧倒的にたんぱく質不足です。でもだからと言ってむやみやたらに「じゃあお肉をたくさん食べればいい」のか、「プロテインを飲めばいい」のかというと、そうもいきません。

たんぱく質を消化するにはしっかり胃酸が出ている必要があったり、胃腸が動いていることが大事です。そうではない人が高たんぱく食をしてしまうと、むしろ未消化のたんぱく質によって腸の悪玉菌が増えていきます。

高たんぱく食をやったことがある人は思い出してみてほしいんですが、急にたんぱく質を増やしたことによってお腹が張ったり、ガスや便が臭うようになったことはありませんか？　これがまさに消化できないたんぱく質によって、腸内環境が乱れて起こる症状です。

さらに**高脂質もコレステロールが上手く使えない人には負担になってしまう**ので、気をつけてほしいポイントです。

バターコーヒーなど高脂質ダイエットも流行りましたが、これが上手くいくのはしっかりとコレステロールが使えていて、脂質代謝がスムーズにできている人だけ。

焼肉に行くとお腹を下す、かかとがガサガサ、髪の毛が抜けやすいなどの症状がある人は、脂質代謝が落ちている可能性アリ。高脂質食をやるとトイレの住人になってしまうことでしょう（笑）。

こんな話をすると「じゃあファスティング（断食）はどうなんですか？」と

聞かれることがあります。

私自身も酵素ドリンクを使ったファスティングをしたことがありますが、**ファスティングは素人がいきなり一人でやるのは危険**だなと感じました。

ファスティングをするときは、食べ物を食べずにドリンクで血糖維持をしていきます。日頃から血糖値が乱れている人は自分で上手く調整するのが難しいため、どうしてもやりたい場合はプロの指導のもと行うのが安心です。

ただし、ファスティング中は鉄の合成が抑制されやすくなるため、**貧血気味の方やあまりにも低血糖症状を強く感じる方は、まずしっかり食事を摂りながら身体の状態を整えていくことをオススメします。**

心理学を学んでもあなたが変われない理由

私の受講生の中には、過去に心理学を学んでいたという方も案外多くいらっしゃいます。中には何年もいろんな講座を受けてきた方や、受講生自身がカウンセラーという方もいました。

それなのになぜ、自分の不安感やメンタルの浮き沈みに何年も、何十年も悩むことになったんでしょうか。

それはいくら頭で学んだとしても、根本の身体が変わっていないからです。


第1章でも少し触れましたが、低血糖が起こっているときというのは、身体にとっては〝死にかけ〟の状態。自らを守ろうと必死なときです。

例えば熊に襲われているとき、身体はアドレナリンやノルアドレナリンを出して冷や汗が出たり心拍数が早くなったりします。もちろん不安感も出てきます。自分がいつ死ぬかわからない状況なので、当たり前ですよね。


ここで、ちょっと想像してみてください。

あなたが熊に襲われそうなときに「こんなに不安な気持ちになるのは、私の

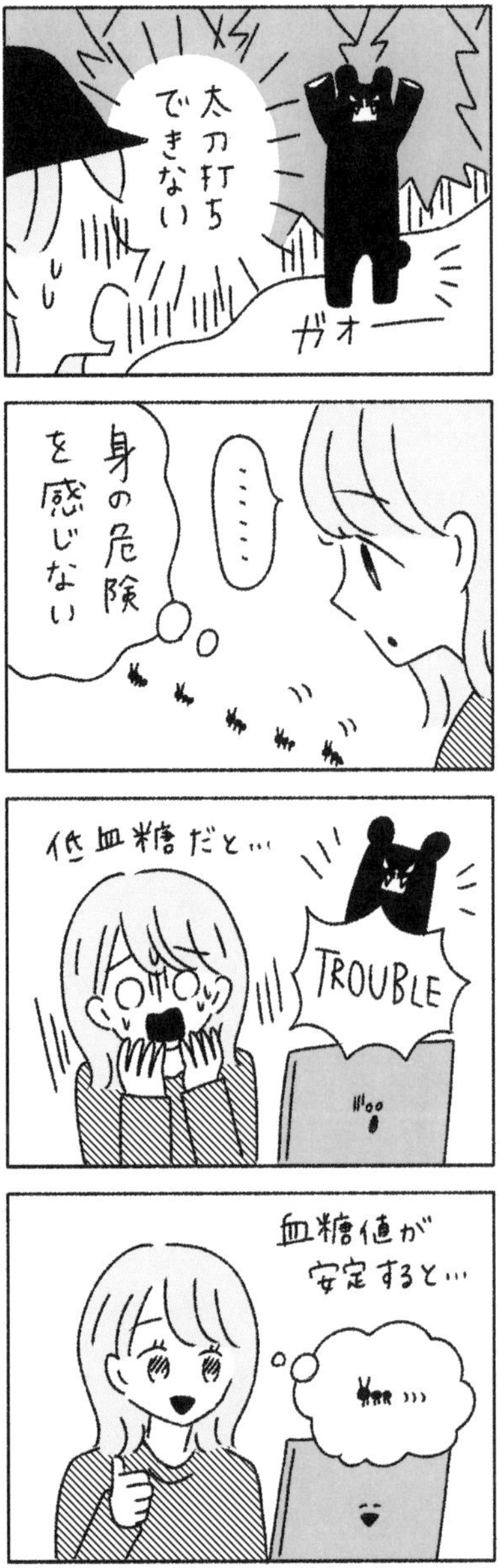
太刀打ちできない
ガオー
身の危険を感じない
……
低血糖だと…
TROUBLE
血糖値が安定すると…

性格が弱いのが原因だ……」と思いますか？　それとも「いやいや、そんなの当たり前の反応なんだから、ポジティブになりたければ今すぐ安全な場所へ避難しよう」とならないでしょうか。

また、あなたの友人が熊に襲われて怖がっている姿を見たときに「あの人ネガティブだよね」「メンタルが不安定だよね」なんて思わないはずです。

こうして冷静に俯瞰して考えてみると、命の危機が迫っているこの状況では明るい気持ちにも、穏やかな気持ちにもなれるわけがありません。自分に自信も出なくて当然ですね。

このように今挙げた例は、身体が栄養不足で命の危機を感じているときに出るネガティブ感情と同じです。つまり、あなたの性格ではなくてただの生理反応。

鼻にホコリが入ればくしゃみが出るように、暑ければ汗をかくように、血糖値が下がれば身体は命を守ろうとネガティブ感情を出すというだけのこと。

もし私たちにネガティブ感情がなくて、能天気に敵に向かって突っ込んでいってしまうと、当然ですが命を落とす危険は相当高くなります。

そんなことにならないように、身体は感情をも使ってあなたの命を守ろうとしてくれているわけです。

また、命の危険が迫っているので、当然警戒心が強くなります。周りへ向ける意識が強くなるわけですね。

これと一緒であなたの感情にしても「人目が気になる」「いつもビクビクしている」といった感情が湧き上がってくるようになります。

さて、ここまでの話を聞いてみて、それでも「私のネガティブ感情は性格だ」と思うでしょうか。それとも「もしかしてこの感情も、辛い気持ちも、食事を整えれば変わるのでは……?」と思えてきたんじゃないでしょうか（そうだとしたらここまで書いてきた甲斐があります！笑）。

そんな私自身も、長い間ずーっと自分の気持ちと向き合って生きづらさを感じてきました。「どうしてこんな考え方をしてしまうんだろう」「どうしてもっとポジティブに考えられないんだろう」と……。

大人になっても変わらないどころか、むしろ沈みやすくなる一方だったので「これはもう私の性格だから仕方ない、受け入れるしかないんだな」と、諦めていきました。

そんなときに、独立するにあたって栄養学をまた学び直そうと模索している中で、血糖値とメンタルの関係について知ることになります。

私はこれを知ったときに本当に衝撃を受けました。まさかメンタルの浮き沈みに血糖値が関係しているなんて1ミリも思っていなかったからです。そして「ああ、私も性格じゃなくて症状なのかもしれない」と、スーッと気持ちが楽になっていきました。

そこから血糖コントロールについて勉強を深めて自分でも食事を変えて実践し、人前に立つのが大嫌いだった私が講師業までする生き方へとシフトチェンジしていきました。これにはもう、親もびっくり。

だって、学生時代の1分間スピーチですら震えながらやっていたくらいだし、学芸会も極力少ないセリフの役を選んで高学年からは舞台に出なくていい楽器をやっていたようなタイプでしたからね（笑）。

そして、これは私だけの変化ではなく、受講生さんも驚くような変化が次々と起こったんです。

今まで5年以上心理的な講座を学んだりセラピーを受けたりしても変われなかった人が、食事を変えて初めて出口が見つかったと感じるようになったり、自分に厳しく人に甘えられずずっと一人で頑張ってきたような人が初めて自分の誕生日に有休を取れるようになったり、旦那さんに気を遣って言いたいことを言えなかった人が夫婦で共通の趣味を見つけて楽しめるようになったり……、カウンセリングをするたびにどんどんみんな明るさや穏やかさを取り戻していきました。

もしかすると、本書を読んでいる人の中には今の自分の状態が本当の自分だと思い込んでいる人もいるかもしれません。ただ、自分の嫌だなと思うところはだいだい本当の性格ではなくて、症状による生理反応。そう思うとちょっと気持ちが楽になりませんか？

心のセラピーよりもまずは食事で低血糖ケア

私自身も過去、いろんなセラピーやカウンセリングを受けたことがありますし、受けてよかったと思うものばかりなのでセラピー自体はもちろん素晴らしいものです。

ただ**順番があるな**というのは、これまでたくさんのクライアントを見てきて感じています。

例えば毎日朝起きられなくて何年も朝食抜き、昼は忙しくて飲み物のようにラーメンを食べる、夕飯はいつもレトルト食品やカップ麺。休みの日はお酒や甘いものを暴飲暴食。

この状態で「ネガティブ思考を何とかしたい！」と、心の勉強やケアだけをしても、なかなか解決には至らないでしょう。それどころか、明らかに栄養不足があったり、エネルギーが補給できていなかったりすることで、考えること自体がとても苦しくなります。

それもそのはず、**身体の中で一番エネルギーを使うのは脳**だからです。脳の重量は全体重のたった２％程度しかありません。ただ、**エネルギーは20％も使います。**つまり、代謝の１／４近くは脳が使ってしまうわけですね。

その状況で勉強をしたり、頭を使うようなワークをやるのもとても効率が悪いと思いませんか？　だからこそまずは、しっかりと食事からエネルギー補給をするのを優先していきましょう。

第5章

いよいよ実践！
鋼のメンタルを手に入れる
食事法

血糖コントロールの第一歩は1口30回噛むことから

この章のタイトルにもある「鋼のメンタル」とは、ネット上などで時々使われている言葉ですが、多少のトラブルや先行きが不明なときでも屈しない「安定した心」を指します。ではその鋼のメンタルを手に入れるために、具体的に何をしたらいいのか？　この章では実践的な食事法について詳しくお伝えしていきます。

まず一番最初に意識していきたいのは、とにかくよく噛むことです。最低でも1口30回以上は噛んでみてください。

これを読んだときに「え、そんなこと？」と、思うかもしれません。だけど、**どんな食事法よりも、何を食べるかどうかよりも、よく噛むことが一番大事。**

早食いは血糖値を爆上げします。だからまずはよく噛んでゆっくり食べ、おいしく味わうことを意識してみてください。

また、噛むことにはメリットしかない！と断言できるくらい、**血糖値が緩やかに上がるだけではなく**、嬉しいことばかり。

まず噛むことで**幸せホルモンのセロトニンが出ます。**セロトニンは規則的なリズムによって分泌されるため、噛むこと以外に歩くことやスキップでもOKですが、噛むことは毎日できて、しかも簡単に幸福感を高める方法です。

さらに、噛むことのメリットはほかにもあります。実は私たちの消化というの

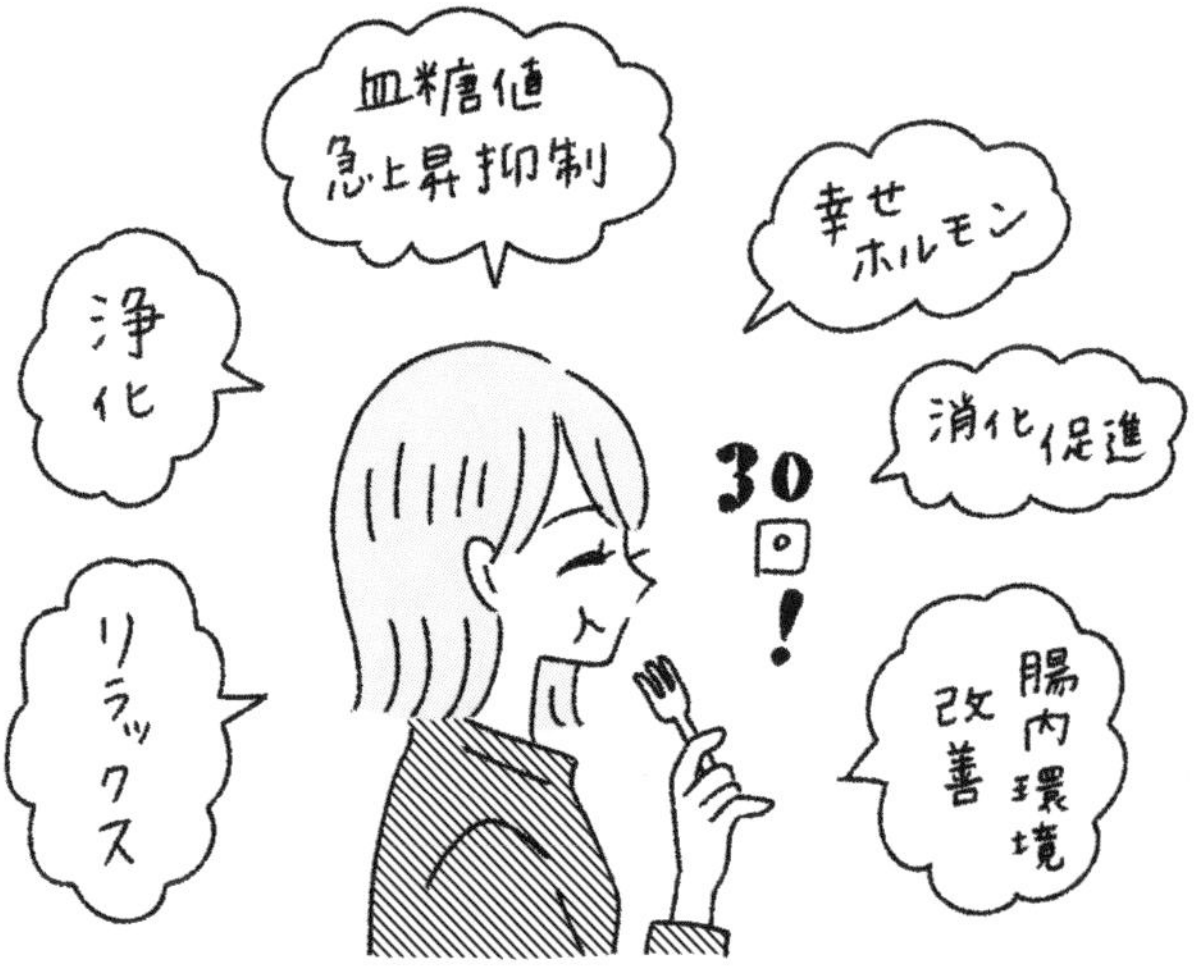
血糖値
急上昇抑制
幸せ
ホルモン
浄化
消化促進
30回！
リラックス
腸内環境
改善

は口から始まっていて、食べ物を口に入れた瞬間から消化はスタートするんです。

そして噛むときに出る唾液も消化酵素。ということは、よく噛んで唾液を出すことで**消化が促進されます。**しかも唾液に含まれるアミラーゼはでんぷんの消化酵素なので、糖の消化にもかかわるわけです。

さらに唾液は消化だけではなく、**浄化作用**もあります。唾液が出ていることによって、菌やウイルスの繁殖が抑えられたりするなど抗菌作用もあります。

特に唾液は副交感神経の刺激にもかかわるので、よく噛むことによって**リラックスできる**ようになります。結果、胃腸も動くようになるので**腸内環境改善**にも役立つんです。

ベジファーストより、たんぱく質ファースト

「食事は野菜から食べましょう」という言葉は聞いたことがある人も多いので

はないでしょうか。私自身も管理栄養士として病院で食事指導をしていた頃は、生活習慣病の患者さんたちによく伝えていたことです。

たしかに、食事の最初に食物繊維を摂ることによって、血糖値の上がり方は緩やかになります。

ただ、この話を聞くと大半の人は「じゃあサラダから食べたらいいよね」となってしまうんです。

よく健康食品の紹介でレタス何個分の食物繊維！という表現を聞くので、サラダは食物繊維も摂れて血糖値の上がり方も緩やかになるよね、と思いがちです。

しかし実は**レタスに食物繊維なんてほぼ入っていなく**て、100g食べても1g程度です。じゃあレタス100gがどのくらいかというと3枚分くらいなので、サラダにすると結構な量になってしまいます。

しかもサラダはドレッシングに糖質が入っていることが多く、空腹時に摂ると血糖値を一気に上げてしまうことがあります。

このようによかれと思って**サラダから食べることにより、血糖値が乱れる食事になってしまうことがあります。**

そこで**私がオススメしたいのは肉や魚、卵や大豆製品から食べるたんぱく質ファースト。先にたんぱく質から食べることによって糖の吸収速度が遅くなり、血糖値の上がり方も緩やかになります。**

実際にニューカッスル大学の人間栄養研究センターから、こんな報告も出ています。〈継続的なグルコースモニタリングの結果、食前にホエイサプリメントを摂取するとグルコースレベルがはるかによく制御されることが明らかになりました。平均して、たんぱく質を摂取しなかった週と比較して、正常な血糖値が1日あたり2時間余分にありました。さらに、プロテインを含まずにサプリメントを摂取した場合と比較して、毎日の血糖値が0・6mmol／L低下しました (2)。

こちらは糖尿病患者さんを対象にしたものですが、**食前にプロテインを摂ることによって血糖値に変化が見られた**というものです。

ただ現実的には血糖値の乱高下が起こっている人の場合、消化力が落ちていることもあるため、むやみにプロテインを摂ることはオススメしません。まずは食事でたんぱく質を最初に食べることを意識してみましょう。

主食をお米にするだけ！パンや麺は血糖値を爆上げさせる

あなたは普段主食に何を食べていますか？

衝撃的なことに、農林水産省が出した「2021年度食生活・ライフスタイル調査」では、朝食にパンを食べる人の割合がお米を食べる人よりも多かったという結果が出ています。

私自身も子どもの頃から朝はいつもパンで、お休みの日はお昼に麺類が多い……という毎日小麦生活を送っていました。社会人になってからも無洗米ですらお米を炊く気力はないのに、パスタとそうめんは茹でられたんですよね。

今は食事の選択肢が増えて、お米を食べる機会が少ない人もいるかもしれませんが、**穏やかなメンタルを取り戻したい人は主食をお米にすることをオススメします。**

お米を勧める理由はいくつかありますが、まず一番に先ほどお伝えした**「よく噛む」ということがパンや麺よりも実践しやすいから**です。

あなたも経験がないでしょうか？　パンを食べて口の中がパサパサになるから飲み物で流し込んだり、麺類を汁と一緒にあまり噛まず胃袋に流し込んだり……。

食事中に口の中が乾いたように感じるのは、唾液が出ていないからです。これはよく噛むことで解消されるので、よく噛んでしっかり唾液が出るようにしましょう。

そして麺類もついつい飲むように食べがちで、なかなか噛む回数を増やして食べるのが難しいと思います。

また、**お米を主食にしたほうがたんぱく質ファーストも取り組みやすくなります。**パンや麺類を主食にすると、たんぱく質がなかなか摂りづらいんです。特にパスタやうどんは具が少ないことも多く、ほぼ糖質の食事になりがちです。ところがお米を主食にすると、お米のごはんだけ食べる人はなかなかいないでしょう。組み合わせとして、お肉やお魚を焼いただけのおかずにもごはんはよく合います。結果、血糖値が安定しやすい食べ方も自然とできるようになるんです。

さらに小麦に含まれるグルテンは腸に炎症を起こしやすく、腸内環境が乱れる要因にもなります。そうすると肝臓が、解毒に一生懸命働くようになり疲弊して、食べないときの血糖維持の役目を果たしにくくなってしまいます。

さらに、もともと日本の主食はお米です。それぞれの地域で昔から食べられている食事は、やはり遺伝的に自分の身体に合うことが多いもの。以上から、お米を主食にする食べ方が自然な状態だと私は感じます。

そしてこれは私の個人的な考えですが、今は朝食にパンを食べている人が多い時代になってきましたが、食べる人が減ることで当然ながら需要が減るため、生産者も減ります。このまま日本人がどんどんお米を食べなくなると、昔から守られてきた日本のお米が手に入らなくなっていくかもしれません。

私は日本が大好きで、日本の伝統的なお米をこれからも大切に食べたいと思い、できるだけ昔からある原種の品種を食べるようにしています。

買い物は投票です。これから先も残ってほしいと思うものを買うことで、その食材はこれからも食べ続けることができるようになります。

ぜひまずは主食をお米にすることから、食事バランスを意識してみてください。

心穏やかに過ごすには15分に1口の糖質

ここまでお話ししたように、血糖値が下がってくると自分を守ろうと、身体は危機管理に使うはずのホルモンを出します。

それによって無駄にアドレナリンやノルアドレナリンが出てくるため、性格とは関係なく攻撃的になったり、漠然《ばくぜん》とした不安感に襲われるようになるんです。

ところが血糖コントロールができるようになってくると、アドレナリンを無駄に出す必要がなくなるため、心穏やかに過ごすことができるようになります。この体感を初めて得たとき、私も感動しました。

それではどうやって血糖維持をしていけばいいのか？　それはまず「15分に

1口の糖質」です。

イメージはブドウ糖点滴。ポタポタと1滴ずつ身体にブドウ糖を入れるように、口からも1度にたくさん食べるのではなく、小分けに少しずつ糖質を入れていきます。そうすることで、緩やかに血糖維持ができて下がりすぎることを防げるんです。

とは言っても現実的には15分に1度食べるなんて「そんな頻繁に食べられない！」と思う人も多いでしょう。が、ここで取り組んでほしいのは「液体で糖質を少しずつ補給する」ということ。これこそ点滴ですね。

一番オススメなのは、出汁に少量の糖質を混ぜたものです。**ネットでも買える、お湯に溶かすだけの無添加のでんぷん入りの出汁**が特にオススメです。

現代人は圧倒的にたんぱく質不足ですが、同時に胃腸が弱い人も多いのが現実。最近は手軽に摂れるプロテインを使う人も増えてきましたが、消化できなければ余計に腸を荒らします。

そんな人はそのままたんぱく質を摂るよりも、出汁のようにアミノ酸の状態のものを摂ってあげると、消化負担をかけずにたんぱく質を摂取することができます。

日本人は民族的に胃腸が弱いので、出汁こそ昔の人が身体に負担をかけずに考えた素晴らしい知恵。アミノ酸の状態であれば、腸内環境を荒らさずにたんぱく質を摂取できます。

そしてそこにでんぷんのような糖質が入ることで、血糖値が緩やかに上がるようになるんです。

また、それ以外にも**100%ジュース（できれば濃縮還元ではなくストレートのもの）や甘酒をちびちび飲むのもオススメ**です。ただ、こちらは甘いので虫歯のリスクも高くなります。合間にお茶を飲んだり歯を磨いたりを意識して取り組んでみてくださいね。

このように、私はいつも仕事中にコーヒーではなく出汁やジュースを飲んで

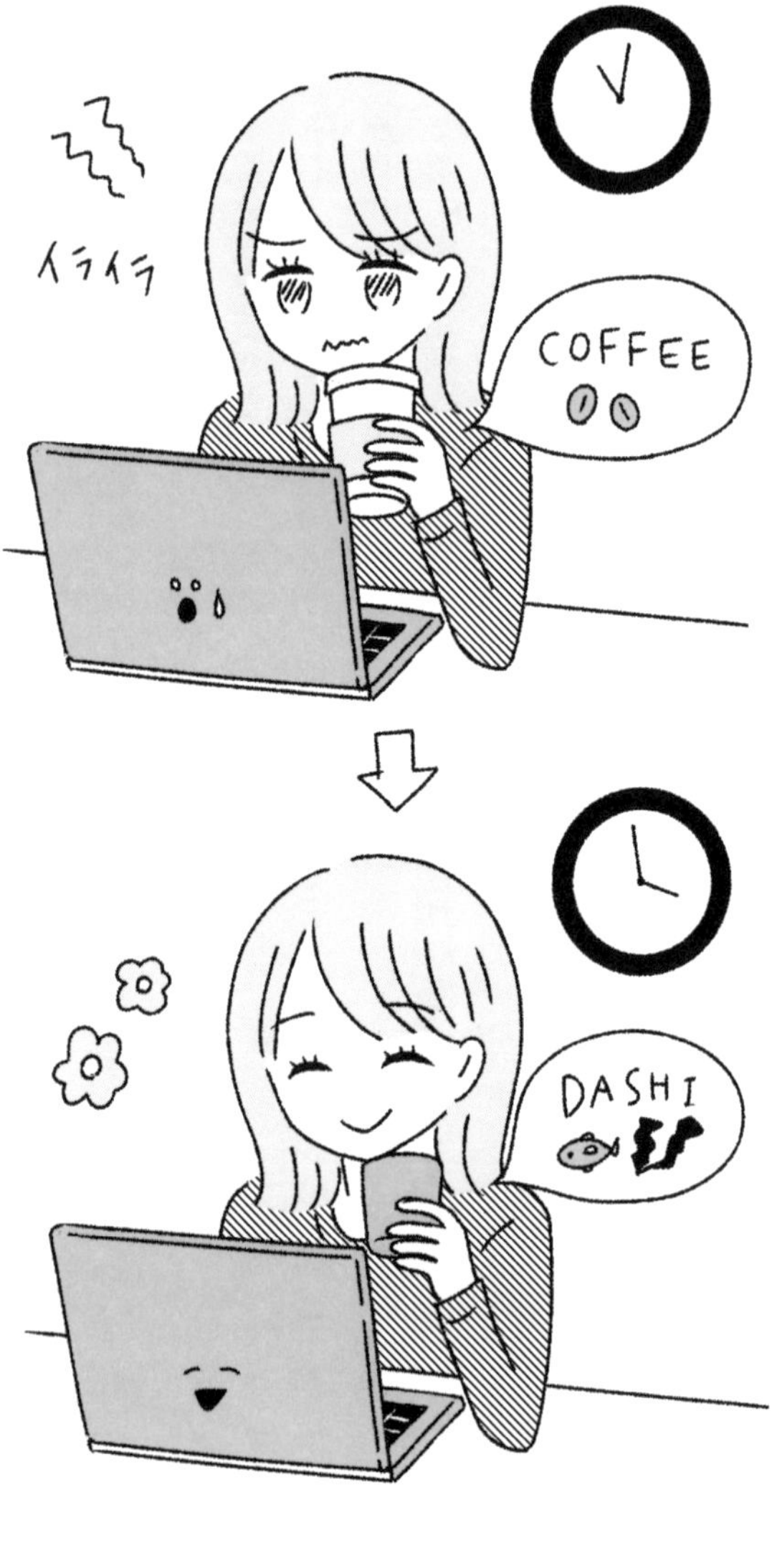
イライラ
COFFEE
DASHI

います。過去にはカフェインを摂りながら眠気と闘うスタイルで仕事をしていましたが、イライラしやすかったり集中力が続かないことが多かったんですよね……。

ところが血糖値を意識するようになってから気持ちは穏やかに、しかも仕事が短時間でサクッと終わるようになりました。

おかげさまで周りからは忙しそうに見られますが、週末は必ず家族でお出かけしたり、夜はのんびりテレビを観て過ごすなど、日々時間にゆとりのある毎日を送っています。そのせいか、受講生からは「同じ24時間を生きていると思えない」なんて言われることもありますよ（笑）。

血糖コントロールをするには3食＋「補食」

先ほどの「15分に1口の糖質」と聞いて「やり方はわかったけど、実際には毎日するのが難しい」と思った人もいるかもしれません。

身体が本当にしんどい人はこのくらい頻繁に摂ってほしいんですが、仕事に育児もあり、出かけることもある……と考えると毎日はできない人もいると思います。

そこで今度は、固形物を使ってもう少し緩くできる方法についてお伝えします。


さて、日頃から血糖値の乱高下が起こっている人の場合、朝昼夕の3食だけではなかなか安定した血糖値の動きにはなりません。

そこでいつもの3食にプラスして、おやつを食べるような感覚で「補食」を摂っていただきたいんです。

補食とは文字通り、エネルギーを補う食事のこと。お子さんがいる方はイメージしやすいと思いますが、赤ちゃんは離乳食が始まるまで3時間に1回は、授乳をしたりミルクをあげたりしますよね。

私も子どもが2人いるのでわかりますが、出産してしばらくの間は時計を見ながら2～3時間おきに授乳をしていました。また、子どもが3歳くらいまでの間、保育園へ行くと10時と15時におやつの時間がありました。

赤ちゃんや幼児の場合は、胃腸が未熟で一度に食事を摂っても消化できない、などの理由から1日に何度も授乳をしたりおやつを食べたりして、食事の回数を増やします。

これと同じ感覚で、**朝食と昼食の間に補食、昼食と夕食の間に補食……と少しずつお腹に入れてあげることでメンタルも安定しやすくなります。**

では具体的にどのようなタイミングで、どのようなものを食べたらよいのかお伝えしますね。

まず朝食を7時頃摂ったとします。その後10時頃に2～3口程度の糖質を口にします。次に12時に昼食を摂ったとしたら15時頃に一度また補食を入れる。夕方は特に低血糖を起こしやすい時間なので、17時頃にまた補食を入れてもい

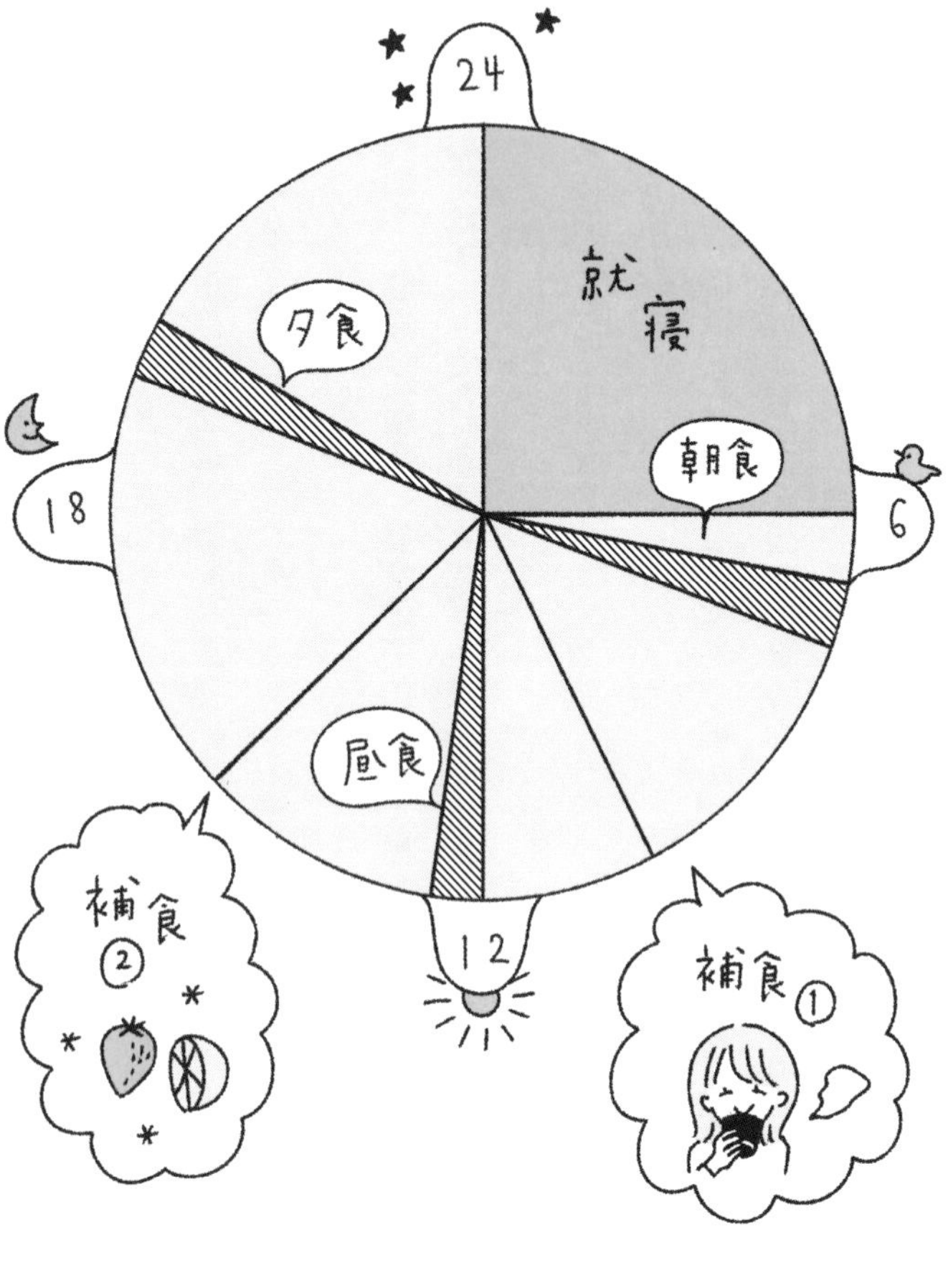
24
6
12
18
就寝
朝食
昼食
夕食
補食①
補食②

いです。特に残業などがあったり、バタバタしていて夕飯が19時以降になるような人なら、夕方は2回補食を摂りましょう。

そして夕食後については、20時より前に夕食が終わる人は寝る少し前にも何か糖質を摂っておくことで、睡眠中の血糖維持がしやすくなります。寝起きの体調がスッキリするので、一度比べてみるとよいですね。

ただし寝る直前に固形物を食べると、胃腸にとっては負担になります。**遅い時間摂るなら出汁や食べても果物程度など、軽く済ませることをオススメします。**

空腹“じゃない”ときに干し芋、甘栗、おにぎりを食べる

次に補食として何を食べるのかということについてお伝えします。食べるのは糖質の中でも、**比較的血糖値がゆっくり上がりやすいでんぷん系がオススメ**

です。

具体的には**干し芋や甘栗、ゴルフボールサイズのおにぎりなどのお米。**特に干し芋や甘栗は、コンビニやスーパーでも買えるのでお手軽で取り入れやすいですね。

また最近では、コンビニでもスティック状の片手で食べられる羊羹《ようかん》が売っているので、こちらも使いやすくてオススメです。

ただ、こういった和菓子でも血糖維持はできますが、砂糖の摂りすぎは腸に炎症を起こすことがあるので、日常的に使うならでんぷん系のものの方がオススメです。

ポイントはゆっくりよく噛んで食べること。一気に食べてしまうといくらでんぷんとは言え、血糖値は急上昇します。

もし一口食べ出したら止まらず、一袋全部食べてしまう！と言う人がいたら、それはすでに低血糖を起こしていて食べるタイミングが遅いということです。

実は血糖維持をするには、低血糖を起こしてから補食を入れるのでは遅いんです。**お腹が減ってからではなく、「まだ平気かな」というタイミングで食べるようにしてみてください。**そうするとその後の体感が楽になりますよ。

逆に低血糖を起こしてしまって、ちょっとふらつく感覚やしんどいなと感じる場合は、でんぷんでは血糖値の上がり方が遅くて間に合わない場合があります。その際は羊羹などの砂糖が入っているものやジュースなどで、一度血糖値を上げることで体感が楽になります。

このように、**〝制限する〟やり方ではなく食べ方を〝変えて〟、アドレナリンを出さずとも血糖値が維持されている状態を作るのが大切**です。

メンタルの浮き沈みが激しい人や、日々イライラや不安が起こりやすい人は、血糖値が穏やかに安定しているときはほぼないと言ってもいいくらいに不安定なことが多いんです。そのため、こちらの方法をぜひ覚えて実践していきましょう。

もちろん、食事は薬より即効性はありませんが、続けていくことでメンタルの安定を少しずつ感じられるようになっていくはずです。

いきなり完璧にできなくても大丈夫なので、やれるところからコツコツ続けていきましょうね。

寝る前にハチミツをスプーン1杯なめるだけ

日中に捕食を摂るようになっても「やっぱり寝起きがしんどいです」「なかなか体感が安定しません」と言う人も多くいます。

そんなときに試してみてほしいのが、**朝起きてすぐと夜寝る前にカレースプーン1杯のハチミツをなめる**ということ。

ハチミツは、ブドウ糖と果糖という吸収されやすい単糖類が組み合わさってできています。砂糖もこれと同じ組み合わせではありますが、二つの糖が組み合わさっている二糖類です。ハチミツが砂糖と違うのは、蜂《はち》の酵素のおかげでこのブドウ糖と果糖がバラバラになっており、吸収がとても速いのが特徴です。

子どもの頃から何十年も低血糖をずっと起こしている人は、常に身体が〝死にかけ〟の状態です。これでは日々生きづらさを感じて当たり前なんです。

例えば夜中に何度も起きて不安感や恐怖感に襲われるという経験を日常的に起こしている人、朝から怠くて食欲がない人は作業量の多い健康法は疲れてしまい、続きません。その場合はまず、簡単にできるハチミツを試してみてください。

ただし、**ハチミツはあくまでも対症療法**であり、根本解決にはならないことを覚えておいた上で実践してくださいね。

そしてこのハチミツ療法ですが、市販で安く売っているものの中には花の蜜ではなく、蜂に砂糖水を飲ませて作ったハチミツもあります。実践する場合はきちんと**花の蜜であること、可能な限り無農薬で非加熱のもの**を使うことで、より効果が得られやすくなるのでオススメです。

しかしこの条件に合うハチミツはかなりコストがかかるため、長期間やるのはあまり現実的ではありません。

先ほどお伝えしたように、これはあくまでも対症療法。ずっとやるのではなく、まずは肝臓に糖の貯金であるグリコーゲンを溜められるように、短期間で集中的に取り組んでみてください。

また、ハチミツには様々な菌がいます。試してみてお腹が張ったり、便秘になる人にはオススメしませんので気をつけてくださいね。

エネルギーの借金返済！今日からカフェインを減らす方法

第3章でもお伝えしたように、カフェインを摂って無理して気合いを入れるのはエネルギーの前借りで、借金をしているようなもの。本当は疲れているのに身体の声を無視して、アドレナリンでごまかしている状態だからです。

私自身も高校生くらいからカフェインをたくさん摂るようになり、自分でも無意識に日々カフェインでドーピングしながら何とか根性で仕事に行く日々……。

当時は全く気づいていませんでしたし、眠気や怠さをごまかすためにカフェインを摂っていましたが、実は**カフェインを入れれば入れるほど身体はどんどん疲れやすくなっていきます。**

そこで今日からカフェインを減らす方法について、ここではお伝えしていきたいと思います。

その前に、そもそもコーヒーやエナジードリンク以外、どんなものにカフェインが入っているかをあなたは知っていますか？　意外に知らない人が多いですが、紅茶や抹茶、ウーロン茶、緑茶、ほうじ茶など多くのお茶に含まれます。

また、ココアやチョコレートにも多く含まれるため、飲み物だけ気をつけてもチョコレートをたくさん食べていればカフェインを摂っていることになってしまうんです。

この話をすると「こんなにたくさんのものにカフェインが入っているなら、飲むものがないんだけど……」と思う人もいるかもしれません。私も妊娠中に初めてカフェインを意識するようになったとき、世の中カフェインだらけでびっくりしたのでその気持ちはよくわかります。

では逆に、どんなものならカフェインが入っていないのか？　オススメは麦茶、そば茶、黒豆茶、コーン茶、ハーブティーです（我が家の場合、自宅ではいつもルイボスティーですが、飽きずに何年も毎日飲んでいます）。

カフェインが入ってないものを探すのが大変！と思う人もいるかもしれませんが、そう考えるよりも自分のお気に入りのハーブティーを見つけて、いろいろ試してみるのも楽しいのでオススメですよ。

ちなみにカフェインの話をすると必ず聞かれる「デカフェ（元々カフェインを含んでいるもの食品から、カフェインを取り除いたもの）や、カフェインレスのコーヒーはどうですか？」という質問。

これに対する私の回答は「**デカフェもカフェインレスもカフェインゼロではないので、たくさん飲めば同じ**ですよ」ということ。

私もときどきデカフェのコーヒーを飲むこともありますが、月に1～2回程度。最終的にはデカフェすらいらない状態にしましょう。

さて、どんなものにカフェインが入っていて入っていないのかわかったところで、「早速今日からカフェインをやめてみましょう！」と言われても、急にカフェインゼロにすると離脱症状が出て辛いと思いますので、段階を踏んで少しずつ取り組んでいけばオッケーです。

現段階で日頃どのくらいカフェインを摂っているかは人によって違うとは思いますが、毎日何杯も飲んでいるという人は、まず**量を少しずつ減らすところ**

からで大丈夫です。

例えば1日5~6杯飲んでいるという人は、まず3~4杯にしてみることから。それに慣れたら次は、1日1~2杯にする……、というようにゆっくりとカフェインが少ない状態に、自分の身体を慣らしていきましょう。また、このタイミングでデカフェを上手く活用するのもオススメです。

私も妊娠中、どうしてもコーヒーが飲みたくなるときがあり、その際にはデカフェのコーヒーを買って自宅で飲んでいました。でも今はそのデカフェのコーヒーすらなくても平気で、昔のように無性に飲みたい感覚はなくなりました。

そしてここで私が伝えたいのは**「カフェインを一生飲むな」ということではありません。**そうではなくて、「なくてもいつも通り過ごせる」ことを目指してほしいんです。

そのため、旅行やたまに行く外食であれば気にせず飲んでもらって大丈夫。

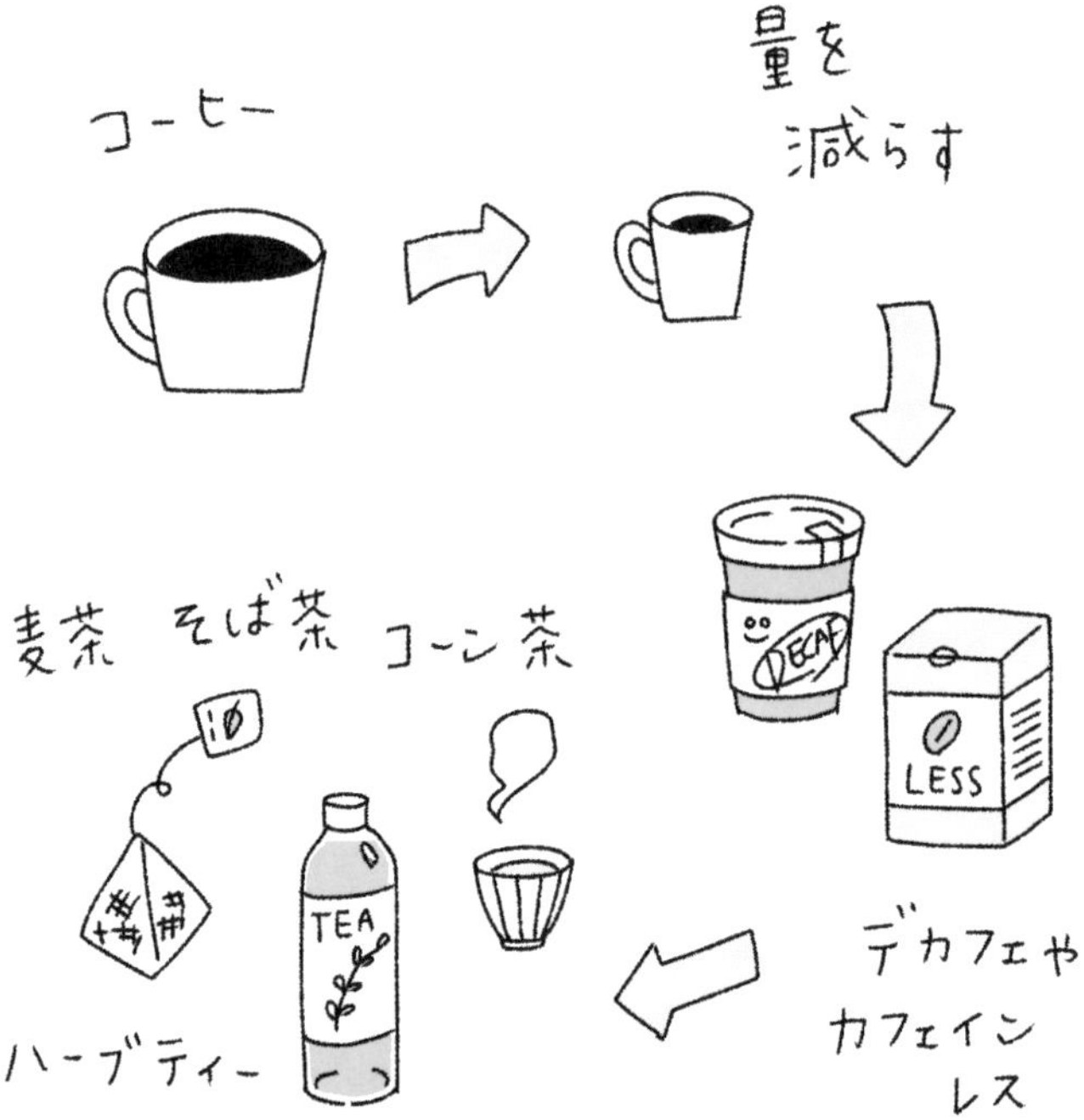
コーヒー
量を減らす
DECAF
LESS
デカフェやカフェインレス
麦茶
そば茶
コーン茶
TEA
ハーブティー

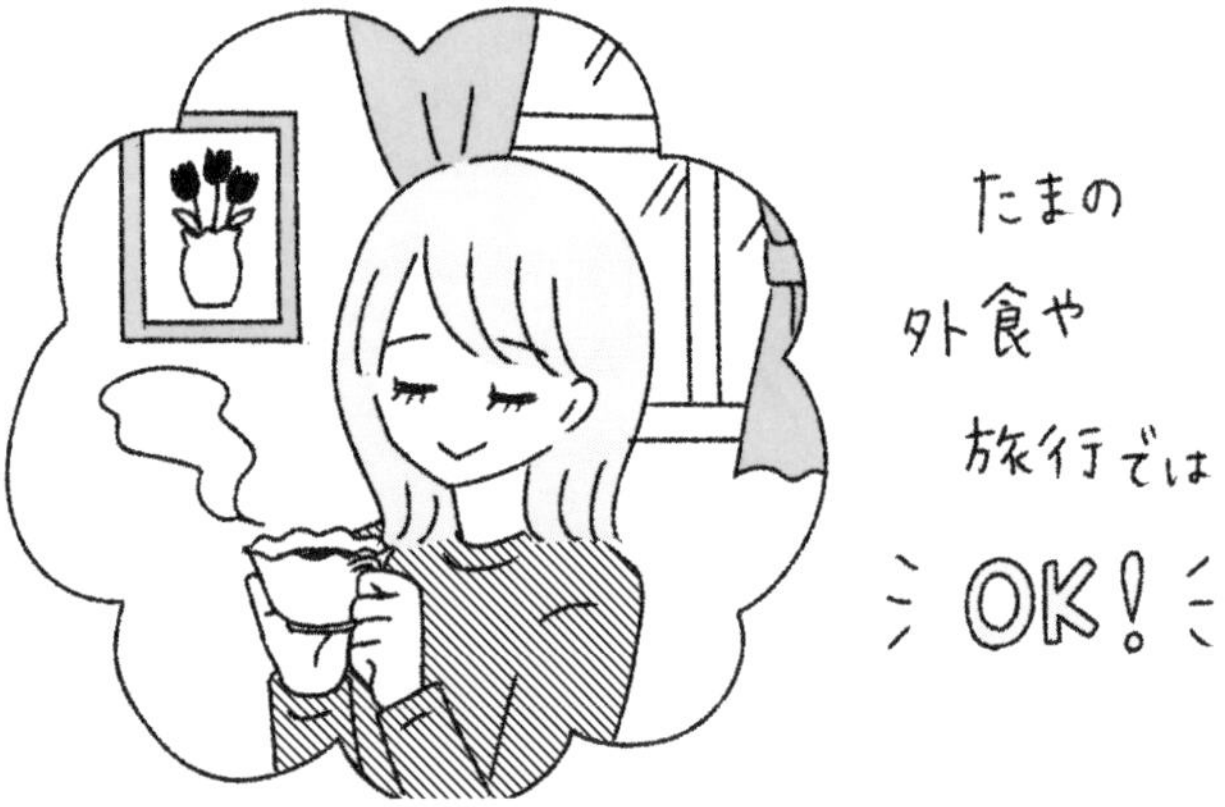
たまの外食や旅行ではOK！

食事とは本来楽しいものです。全ての楽しみを犠牲にするほど、無理をしてまでやるものではありません。

旅行や外食を思い切り楽しむためにも、毎日身体に入れるものはちょっと意識する。そして、旅行や外食も含めイレギュラーなイベントでは、身体のことよりもその場を楽しむことを優先してくださいね。

こうしてバランスを取って楽しみながらやりましょう。

心が安定する朝ごはんのススメ

周りでもこんな人をときどき見かけます。「もう何年も朝ごはんを食べていない」「朝食べないのは習慣だから」……あなたはどうですか？

実は私も大学生になって一人暮らしをするようになってから、朝が本当に起きられず、朝ごはんをまともに食べない日が増えていきました。食べたとしてもコンビニでお菓子のようなものだけ食べたり、パンをかじりながら登校したり……という日々。

当時は夜更かしすることも多く、まず朝は起きられない。ごはんを食べるくらいなら、ギリギリまで寝ていたいという気持ちが強かったんです。そして食欲もないので、別に食べなくてもいいやという感覚でした。

ところが朝起きられない人や食欲がない人ほど、身体の状態を考えると実は朝ごはんを食べたほうがいいんです。

これがなぜかというと、第3章でお伝えしたように肝臓に溜められている糖の貯金であるグリコーゲンの話が関係しています。

健康な人の肝臓の仕組みでは、このグリコーゲンがあるおかげで12時間～24時間ほど食べずとも血糖維持ができるようになっています。ところが、脂肪肝があったり腸内環境が悪いなどで肝臓が解毒に働く要因が多いと、ここまでグリコーゲンが保ちません。

本来であれば夕飯にしっかり炭水化物を摂ることで、朝起きたときには肝臓に溜められたグリコーゲンによって血糖維持ができます。その場合は朝ごはんを食べなくても元気に過ごせたり、朝食前にランニングすることもできます。

つまり、**「朝ごはんを食べない」というのは肝機能がしっかりしている人しかできない健康法**です。そうではない人が真似をすると逆に体調を崩すことがあるので、ぱっと見の印象で正しいと判断して実践するのではなく、エビデンス（科学的根拠）が多いなど信頼できる情報を中心に集め、今の自分の身体に合わせた選択をするようにしましょう。

では、朝ごはんにどんなものを食べたらよいのか？

食欲があって朝ごはんを作る元気がある人は、**和定食を食べることをオススメ**します。ごはん、味噌汁、卵や肉や魚などのたんぱく質、可能であれば副菜をもう一品です。

ただ、本書を読んでいる方のほとんどが、朝からそんなに作れないことが大半だと思います。そこで段階に分けてお伝えするので安心してくださいね。
まずは私の例をお話しすると、いつも朝はごはんに納豆とめかぶを乗せたもの、そして味噌汁を摂っています。日によっては味つけ卵をストックして、それも一緒に食べます。

ポイントはしっかり握りこぶし1個分のごはんを食べること、そしてたんぱく質と食物繊維を摂ることです。先ほどお伝えしたようにたんぱく質を摂ることで、血糖値の上がり方を緩やかにすることができます。

また、ベジファーストでサラダから食べるのはそんなにオススメできないとはお伝えしましたが、食物繊維は血糖値の上がり方を緩やかにしてくれます。そのため私は、朝ごはんにめかぶを食べたり、味噌汁にわかめやキノコ類を入れることが多いです。

味噌汁すら朝作るのがしんどいと言う人は、**前の日に2食分作ってしまい、朝は鍋を温めるだけにしておくと楽**なのでやってみてください。

ところが中には「そもそも朝から固形物を食べることがきつい」と感じている人もいると思います。そういう方はまず**味噌汁やスープだけでもいいので、少しお腹に入れるようにしてみてください。**

例えば味噌汁やスープに**離乳食用に売られているかぼちゃやとうもろこしやイモ類のフレークを入れることで、一緒に糖質も摂ることができます。**しかも食感がポタージュのようになるため口当たりがよく、飲み込みやすいです。

慢性的にお疲れモードの方は、噛むこと自体がきつかったり飲み込むことにも疲れたりしてしまうケースがあるため、ポタージュのように口当たりがよく飲み込みやすいものを摂るのはオススメです。

味噌汁を作るのに出汁を取るのが面倒な人は、カツオやにぼしなど魚の粉をお湯に溶かして、小さな泡だて器で味噌をすくって混ぜるだけでオッケーです。ここに先述のフレークを入れると、糖質もたんぱく質も一緒に摂取することができます。

スープにする場合は**ボーンブロススープ**といって骨つきの動物性のお肉から

とった出汁を飲むことで、こちらも味噌汁同様消化にやさしいたんぱく質が摂れます。ボーンブロススープは鶏の手羽元など骨つき肉を数時間煮込んで放置するだけで作れますが、それもしんどいと言う人は無添加の鶏ガラスープを使ってみてください。

このように、今の自分にできることから選択して、少しずつ朝ごはんを食べる習慣をつけていきましょう。

液体の朝ごはんに食べなれて食欲が出てきたら、少しずつ固形物にも挑戦してみてくださいね。

甘いものを食べるなら食後に動こう

砂糖や小麦が入った甘いスイーツは、血糖値を爆上げさせます。

では、血糖コントロールをするとき甘いものを食べたらいけないのか?というと、そういうわけではありません。実は**甘いものを楽しみながらも、血糖値を安定させる簡単な方法**があるんです。

それは**「食後に歩く」**ということ。意外にシンプルながら、血糖値の急上昇をかなり防ぐことができるのです。わかりやすいのは「食べ歩き」でしょう。旅行中には**「食べ歩き」**をすることもあると思いますが、食べながら歩くことで甘いものを食べても比較的血糖値が安定しやすくなります。

普段なら食後に眠くなる人も旅行中たくさん歩くと眠くならない、なんて経験はないでしょうか。

実は**運動をして筋肉に刺激を与えることで、血糖値を下げることができます。**病院で糖尿病患者さんに食事指導をしていたときも、運動習慣をつけるよう、よくお話ししていました。

細胞の周囲を取り囲む細胞膜には糖が入るための入口がいくつかありますが、

通常は血糖値を下げるインスリンというホルモンが出ることでこの入口が開きます。ただ、実はこの入口のうちの一つが運動によって開くんです。すると肝臓に溜められる糖の貯金であるグリコーゲンは、運動することで細胞膜を通過して細胞に取り込まれ、結果として筋肉に取り込まれる割合が高くなります。

実際に私も自分で実験をしたことがあります。血糖値を測定しているタイミングで、「好きなだけ食べたら血糖値はどうなるんだろう？」「たくさん歩くと血糖値が安定するのは本当なのか？」と思い、某有名テーマパークへ行ったときに、ビュッフェで好きなだけパンやスイーツを食べてみました。そしてその結果、なんと血糖値が１３０㎎／dℓ程度までしか上がらなかったんです。これにはびっくり。

しかし実はその日、歩数計を見てみると2万歩以上歩いていたんです。

つまり、たくさん甘いものを食べる日があってもたくさん歩いていれば、そこまで血糖値が爆上がりはしない、ということがわかりました。

ただ気をつけていただきたいのは、歩けば毎日甘いものをたくさん食べていいというわけではないことです。

私も以前は大の甘党で、アイスクリームを主食に生きていきたいと本気で思っていたほどでした（笑）。

それが血糖コントロールを意識するようになってからは、異常なまでの甘いもの欲はなくなり、たまにちょっと楽しむ程度で満足できるまでに変化しています。

つまり、毎日甘いものをたくさん食べたい！と感じているということは血糖値が安定していない可能性が高いので、まずは本書に書いていることをコツコツ取り組んでみてくださいね。

そしてたまに楽しむときは、身体を動かしつつおいしく食べてください。

我慢ゼロで甘いものをやめる方法

では、どうやったら甘いものをやめることができるのか？

よくダイエットをしている人から「どうしたら甘いものをやめられますか？」という相談を受けることがあります。それと同時に「私が甘いものをやめられないのは意思が弱いから……」と思い込んで落ち込んでしまうという話も聞きます。

でも安心してください。あなたが**甘いものをやめられないのは、意思が弱いからでも根性がないからでもありません。**

甘いものをやめられない人にしていただきたいのは、**強い意志を持つことではなくて「どうしてこんなに甘いものが食べたくなるのか？」と考えること**です。

これを言うと驚く人も多いですが、**甘いものを食べたい！というのはほとんどが嗜好ではなく「症状」、つまり「生理反応」**なんです。

これまでお話ししてきたように、身体にとって血糖値が下がるというのは危険があります。だから何としてでも血糖値を素早く上げたいんです。

そんなときに砂糖は血糖値を急速に上げてくれるため、身体にとっては好都合。そして「甘いものが食べたい！」と身体が反応してしまうわけですね。

それ以外にも**甘いものが食べたくなってしまう要因があります。それは鉄が不足しているとき**です。

鉄はエネルギー代謝に必要な栄養素なので、これが足りなくなってしまうと身体は上手くエネルギーを作り出せなくなってしまいます。

ちなみにあなたは「三大栄養素」という言葉をご存じでしょうか。これは糖質、脂質、たんぱく質の三つを指しますが、なぜ三大栄養素と呼ばれるのかというと、三つともエネルギーに変換することができるからです。

ところが鉄が不足すると、この三大栄養素のうち脂質とたんぱく質を上手くエネルギーに変換できなくなっていきます。

そうなると、糖質しかエネルギーに変える手段がないので、糖質ばかりを生理的に欲するようになってしまうわけです。

ここまでの話を聞いても、まだ甘いものをやめるのに固い意志や根性が必要と思うでしょうか。身体の仕組みがわかると、甘いものを無性に欲するのは身体の反応というのがわかりますよね。

ということは**血糖値を安定させたり、しっかり鉄を補給してエネルギーを回していけば、そこまで甘いものが食べたくなることはなくなる**んですよね。

そこでぜひ実践してほしいことを紹介します。それは**「アミノ酸を摂る」**ということです。具体的に言うと、これも前項でご紹介しましたが出汁を飲むこと。

甘いものが食べたいなと思ったときに出汁をしっかり飲んだり、BCAAなどのアミノ酸系サプリを使うと気持ちがスッと楽になり、食べたい欲が落ち着いてきます。

アミノ酸はたんぱく質が分解された後の状態ですが、甘いものが好きな人は日頃からたんぱく質が不足している場合がほとんどです。

たんぱく質が足りないと、手っ取り早く血糖値を上げられエネルギーに変えられる糖質でお腹を満たそうとします。その結果、パンやパスタなど糖質過多の食事をして、デザートに甘いものを食べる……という食生活の出来上がり。

これでは**糖質過多になって血糖値が乱れるので、余計甘いものを欲するようになり悪循環**です。

そのため、日頃からたんぱく質をしっかり摂ることは意識してほしいです。

しかし甘いもの好きの人は胃腸が弱いことが多いため、いきなりお肉の塊ではなく出汁など胃腸に負担をかけない状態でたんぱく質を摂るようにしてみてください。

胃腸が弱いからこそ負担の少ない糖質に走りやすいというのも、甘いものがやめられない原因の一つですね。

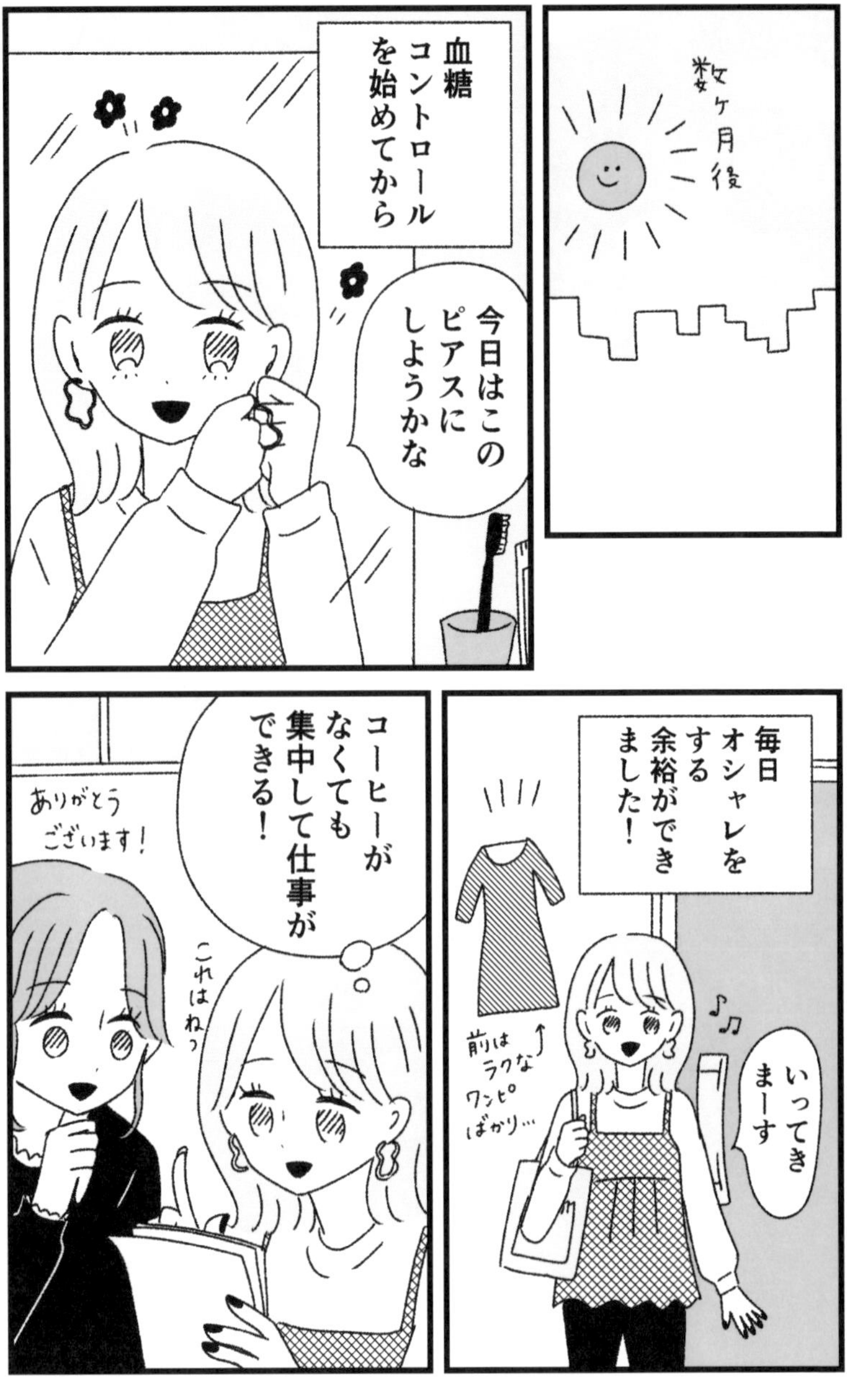
数ヶ月後
血糖コントロールを始めてから
今日はこのピアスにしようかな
毎日オシャレをする余裕ができました！
前はラクなワンピばかり…
いってきまーす
コーヒーがなくても集中して仕事ができる！
これはねっ
ありがとうございます！

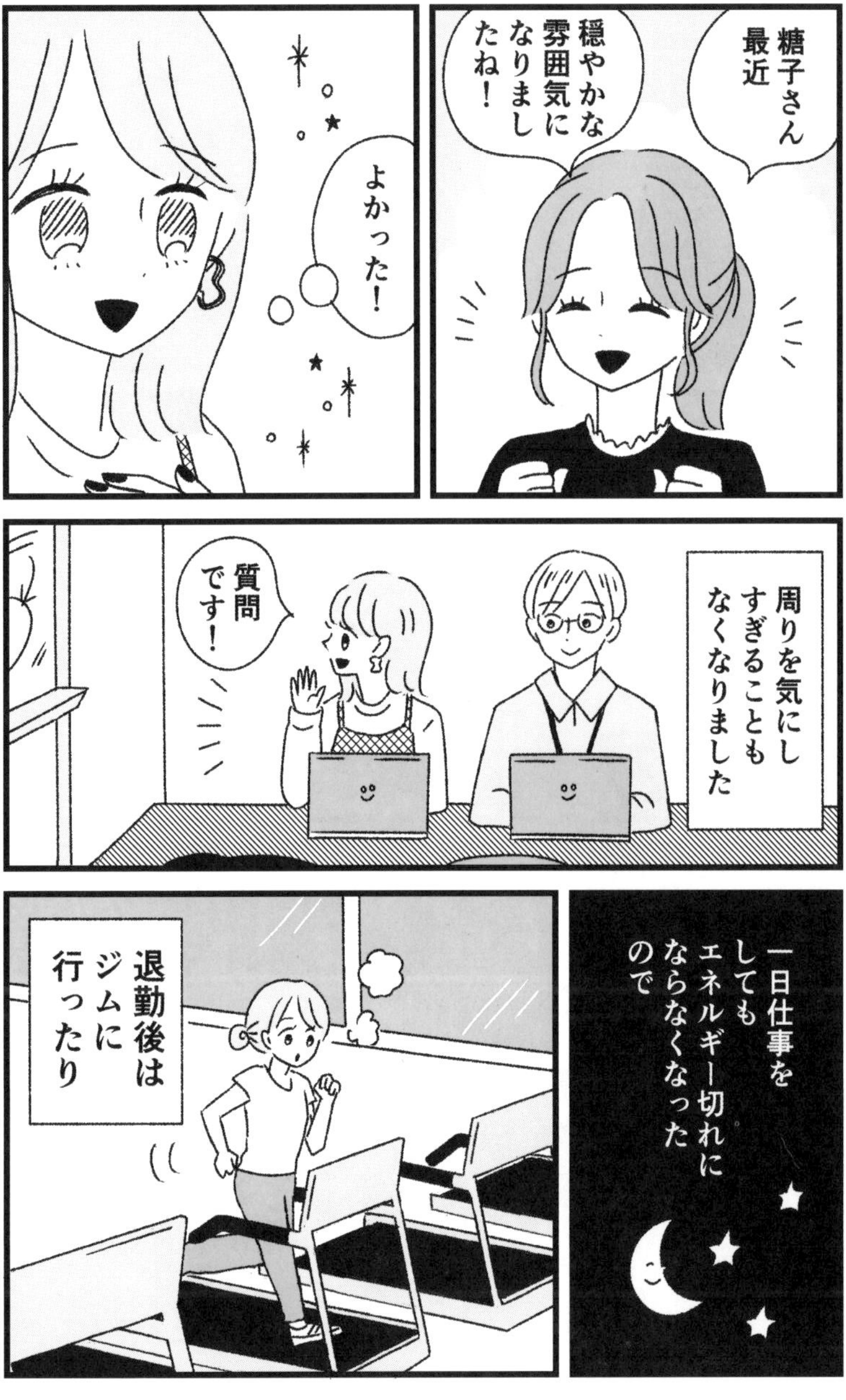
糖子さん最近
穏やかな雰囲気になりましたね！
よかった！
周りを気にしすぎることもなくなりました
質問です！
一日仕事をしてもエネルギー切れにならなくなったので
退勤後はジムに行ったり

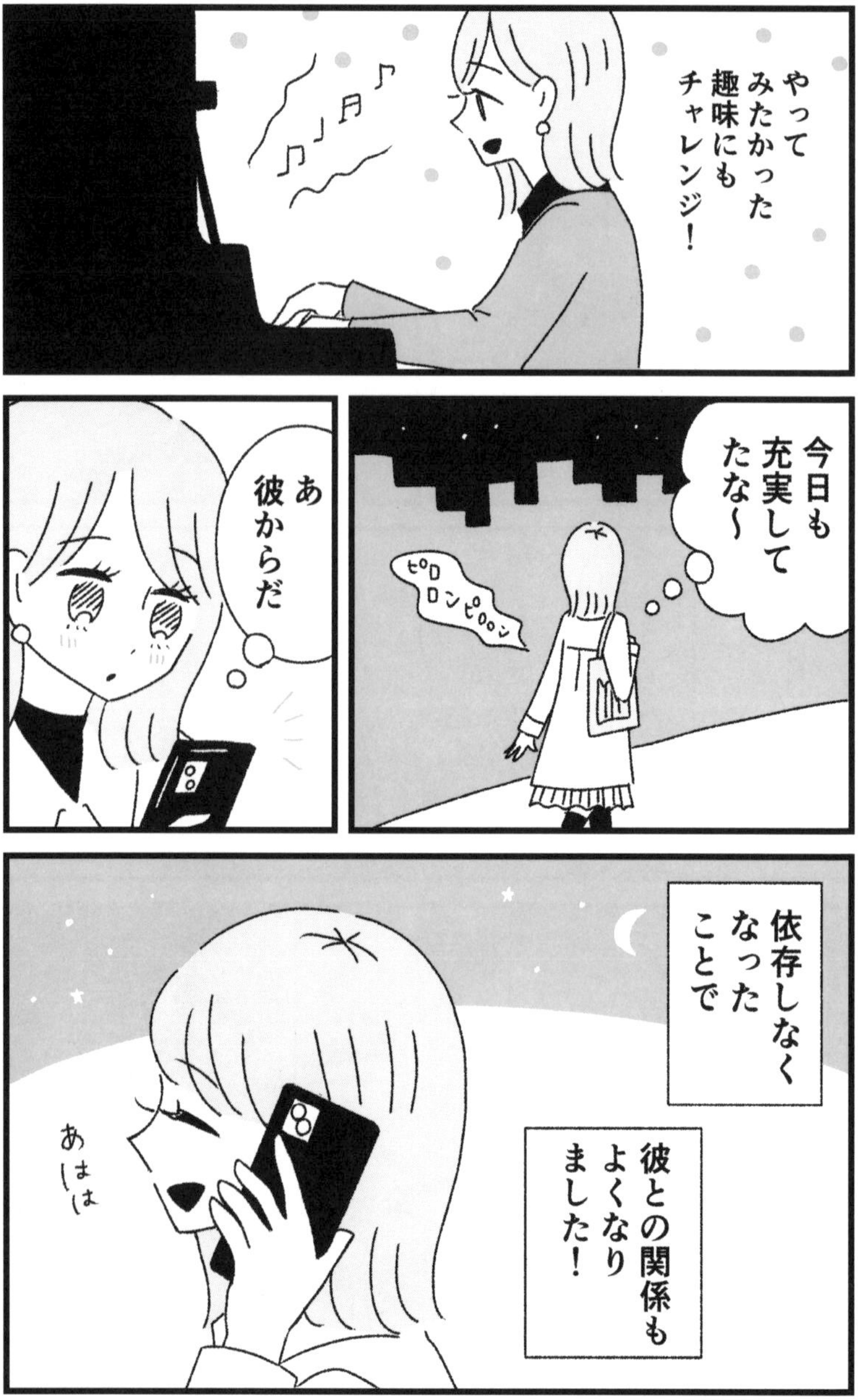
やって
みたかった
趣味にも
チャレンジ！
今日も
充実して
たな～
ピロロンピローン
あ
彼からだ
依存しなく
なった
ことで
彼との関係も
よくなり
ました！
あはは

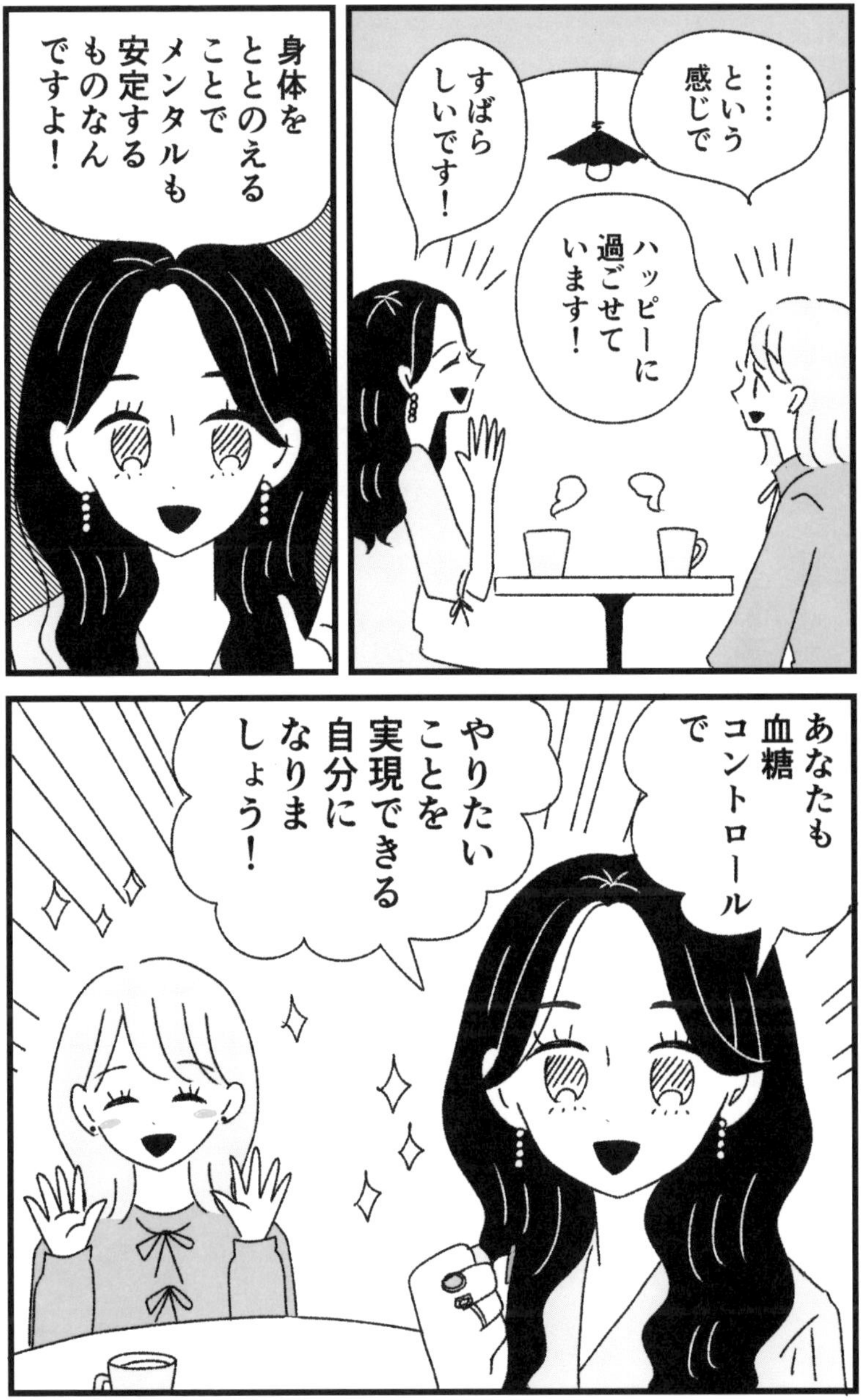
……という感じで
ハッピーに過ごせています！
すばらしいです！
身体をととのえることでメンタルも安定するものなんですよ！
あなたも血糖コントロールで
やりたいことを実現できる自分になりましょう！

オススメの「捕食」一覧

①干し芋

でんぷん質のため血糖値が比較的ゆっくり上がりやすい。噛み応えもあるので、よく噛んでゆっくり食べてください。早食いと食べすぎには注意。

②甘栗

干し芋同様、でんぷん質でどこでも買えるため手軽に摂り入れやすいのが嬉しい。こちらもよく噛んでゆっくりと食べるようにし、1度に2〜3個程度摂るようにしましょう。

③スープ（でんぷん入りの無添加出汁）

低血糖を起こしている人は胃腸が弱いことが多く、プロテインやお肉の塊を摂ってもなかなか消化できません。出汁のように低分子のたんぱく質をこまめに摂ってあげることで、胃腸に負担をかけずに補給できます。また、こちらの商品はでんぷんも入っているため、血糖維持ができるのも特徴です。

④MCTオイル

ほかの脂質と違い、MCTオイルのような中鎖脂肪酸は素早くエネルギーに変わってくれます。油なので血糖値を上げるというよりも、維持するというイメージ。身体が動くようになってくるので、体力をつけたい人は特にオススメです。

注意点としては加熱厳禁であること、サラダや納豆、食べる直前の味噌汁やスープに入れて摂ってみてください。空腹時に摂ると胃に不快を感じる人もいるため、食間や食後のタイミングで摂ると落ち着きます。

⑤ココナッツオイル

ＭＣＴオイル同様、こちらも中鎖脂肪酸です（ＭＣＴオイルと比較すると、長鎖脂肪酸も含まれます）。こちらはＭＣＴオイルと違い加熱も大丈夫なので、小食で量が食べられない方はココナッツオイルで卵や野菜を炒めて食べると血糖維持がしやすくなります。

またスティックタイプもあり、持ち歩きしてハーブティーに入れて飲むと腹持ちがよくなるので、食事をする時間があまり取れないときにも使えます。

⑥ゴルフボールサイズのおにぎり

出先でもサッと食べられる小さいおにぎりで、エネルギー補給をするのもオススメです。ポイントはゴルフボールサイズの小さいもので、一度に２〜３口程度。ジャコや青さ海苔を入れると、たんぱく質やミネラルも補給できます。

⑦果汁100%ストレートジュース

出先で何もないとき、固形物を食べるのは疲れてしまうという方には、ジュースも使えます。また、フラフラしてきたり、倦怠感《けんたいかん》が出て低血糖を一度起こしてしまったりした場合は、吸収の速いジュースで一度血糖値を上げてしまったほうが楽になることもあります。

可能であれば果汁100%ストレートのほうが効果を感じやすくオススメですが、なければ濃縮還元でもOKです。普段の血糖維持で使う場合には15分に1口くらいのペースで飲んでみてください。ただし虫歯のリスクがあるのでよく歯を磨くようにしましょう。

⑧飴《あめ》（黒糖やハチミツのものがオススメ）

忙しくて捕食が難しい方や集中すると忘れてしまうという方は、飴を上手く活用すると血糖維持しやすくなります。しかも飴の場合はゆっくり溶かしながら糖を摂取することができるため、血糖値を緩やかに上げることができます。

おわりに

ここまで本書を読んでくださり、ありがとうございます。

私は子どもの頃からアレルギー症状に悩み、浮き沈みの激しいメンタル症状にも人一倍悩みました。だからこそ身体の仕組みを知って、血糖コントロールに出合ったことで人生が大きく変わりました。

そしてこれをもっとたくさんの人に伝えたい！と思い、発信を始めてカウンセリングや講座をやるようになり、自分以外にも変化する人たちをたくさん見るようになったんです。

今まで性格だから仕方ないと悩んでいた人がどんどん明るくなったり、やりたいことをやるようになったり……。あぁ、身体ってすごいなと、壮大な映画を観ているように感動する瞬間が数々ありました。

そうして変化していく生徒の方々を見る中で、この仕組みをさらにたくさんの人に伝えるには……？　そう考えたときに本というメディアの力を借りて、さらに広げていきたいと思うようになったんです。

食事は毎日するものであり、食べて消化吸収され、そして身体も心も作られていきます。だからこそ、目の前の食事を大切にするという意識を、本書から少しでも感じるようになっていただけたら幸いです。

また、これは個人的な話ですが「はじめに」でも書いたように、私は子どもの頃から引っ込み思案で内向的な子どもでした。

そんな私はいつも人とかかわるより、本を読んで過ごしていたので実は「自分の本を出す」というのは人生の中で一つの大きな夢だったんです。

今回出版にあたってたくさんの方の協力があり、私の夢も叶えることができていますので、本当に感謝の気持ちでいっぱいです。

それと同時に、「私なんか」とばかり思っている方にも食事から身体を整えて、本当にやりたいことを叶える自分になれると伝えるきっかけになれば嬉しく思います。

そして最後に、私の伝えたい想いを形にすべく本書の企画をプロデュースしてくださった長倉顕太さん、原田翔太さん、出版に向けて切磋琢磨したTAC3期のメンバー、お忙しい中全力を注いでくれたGakken編集担当の杉浦博道さん、漫画・イラストを担当してくれた中学時代からの友人でもある黄身子さん……、ほかにも本当にたくさんの方のご協力があってこの本が完成しました。

この本は私一人の力ではなく、様々な方のおかげで形になっています。関わってくださった全ての方に感謝の気持ちを込めて。本当にありがとうございます。

2023年12月　岡城美雪

参考文献

（1）ウィリアム・J・ウォルシュ「生理と行動」２００４年10月15日、ファイファー治療センターより
https://www.sciencedirect.com/science/article/abs/pii/S0031938404003105?via%3Dihub

（2）キーラン・スミス「プロテインサプリメントは2型糖尿病の制御に役立ちます」２０２２年5月27日、ニューカッスル大学ホームページより
https://www.ncl.ac.uk/press/articles/archive/2022/05/proteinfordiabetes/

これだけ！
脱うつごはん

2023年12月26日　第1刷発行
2024年 4 月 4 日　第2刷発行

著　者　岡城美雪
イラスト・漫画　黄身子
発行人　土屋 徹
編集人　滝口勝弘
編集担当　杉浦博道
発行所　株式会社Gakken
〒141-8416　東京都品川区西五反田2-11-8
印刷所　中央精版印刷株式会社

●この本に関する各種お問い合わせ先
本の内容については、下記サイトのお問い合わせフォームよりお願いします。
https://www.corp-gakken.co.jp/contact/
在庫については　Tel 03-6431-1250（販売部）
不良品（落丁、乱丁）については　Tel 0570-000577
学研業務センター　〒354-0045　埼玉県入間郡三芳町上富279-1
上記以外のお問い合わせは　Tel 0570-056-710（学研グループ総合案内）